此书由河北省科学技术协会科普资源创作出版资金资助

精神分析五大学派主要精华理论的精选

提纲挈领地用洞察概念化口诀串起二十个核心概念

操作口诀和四步法让应用简单明了

国际前沿的精神分析及多取向整合范式

十个案例进一步说明理论如何实践

精分快疗转心理动力学长程咨询的国际经典精华理论的精选及诠释

一本书在手，精神分析应用不愁！

精神分析在不同的时期，不同的文化中是不同的，在某一时间和地点相互竞争的理论模型总是来自于对更典型的治疗对象的心理学解释所做的努力。

——南希·麦克威廉斯

精神分析快速疗法及案例集

PRT-PSYCHOANALYTIC RAPID THERAPY

李建平 著

吉林大学出版社
·长春·

图书在版编目（CIP）数据

精神分析快速疗法及案例集 / 李建平著 .—长春：吉林大学出版社，2022.12

ISBN 978 - 7 - 5768 - 1291 - 6

Ⅰ.①精… Ⅱ.①李… Ⅲ.①精神分析—精神疗法—病案—汇编 Ⅳ.①R749.055

中国版本图书馆 CIP 数据核字（2022）第 242170 号

书　　名　精神分析快速疗法及案例集
　　　　　JINGSHEN FENXI KUAISU LIAOFA JI ANLI JI
作　　者　李建平
策划编辑　李潇潇
责任编辑　张　驰
责任校对　李潇潇
装帧设计　中联华文
出版发行　吉林大学出版社
社　　址　长春市人民大街 4059 号
邮政编码　130021
发行电话　0431-89580028/29/21
网　　址　http：//www. jlup. com. cn
电子邮箱　jldxcbs@ sina. com
印　　刷　三河市华东印刷有限公司
开　　本　787mm×1092mm　1/16
印　　张　14. 5
字　　数　185 千字
版　　次　2023 年 3 月第 1 版
印　　次　2023 年 3 月第 1 次
书　　号　ISBN 978 - 7 - 5768 - 1291 - 6
定　　价　78. 00 元

概　述

本书是一本精神分析“短、平、快”应用的工具书。

本书选取了精神分析五大主流学派，中短程心理咨询模式的主要理论精华作为认知理论，提出了适度结合过去、重现实分析、重资源利用，以人本支持技术为咨访关系基础，用“疏导文”进行潜意识暗示强化咨询效果的整合范式。它从精神分析经典著作中引经据典，精选出二十个理论点作为洞察概念化切入，并给予专业化的诠释和通俗化的修饰。通过口诀把精神分析经典理论的二十个重要理论点串起来，背会一个“洞察概念化口诀”便可以记住博大精深的精神分析的主要精华理论点，“操作口诀”的引导让心理咨询的过程更加结构化和简单明了。本书根据中国文化特色及中国人的心理习惯，总结了几千例“短、平、快”应用个案，内容包括多年的教学体验及总结，具有国际、国内双重视野。

从精神分析整合取向、中短程解决现实心理问题的视角，本书涵盖精神分析精华理论内容比较全面，实用性很强。

引　言

“幸福是安排出来的”，这是我的金句。近些年我总是住在北戴河的海边。在2021年的夏秋之际，我坐在图书馆的窗前，看着大海，点了一杯拿铁咖啡，耳机里播放着贝多芬的《命运交响曲》，我思考着年底“中国精神分析大会”做“精神分析快速疗法（PRT）个案应用”的专题发言，我要选择哪个案例更好呢？它是国际性的、国内权威的大会。借着海景、咖啡、音乐，我的思绪有点奔逸，一个又一个的个案从脑子里闪过，从早年开始学习精神分析到今天，多少个日日夜夜，多少心血，多少苦思冥想，多少次失败和成功的体验。灵感突现，我，应该写一本书总结自己所走过的专业历程，于是这本书的“故事”就这样开始了。

以前在医院工作时，我注意到钟友彬老师治疗“性变态”疗效显著，让我很好奇他的治疗方法。后来，钟大夫受到国内外业内和媒体的广泛关注，他成为当时医院的传奇。因为那些疑难病症的患者在治疗时不用吃药，却很快恢复了健康。在治疗过程中，他会启发患者回忆，发现其幼年性游戏的记忆无意识地支配了现实的“流氓”行为。他通过诠释患者的潜意识，让患者获得领悟，甚至让很多被判刑多次的“顽固犯”痊愈。钟大夫的心理实践在精神分析领域是令人耳目一新的，甚至哈佛大学心理学的名家教授也在惊喜其成果。这激发了我学习精神分析理论应用的兴趣，也是我理想化成长的动机之一。后来，我开始读他的《中国心理分析——认识领悟心理疗法》等心理学著作，这一读就让我进入了神奇的精神分析世界，一发不可收拾。

但是，在学习过程中，我仿佛进入了一个无边无际的海洋，游啊游，却怎么也游不上岸。精神分析主流学派，除了西格蒙德·弗洛伊德（Sigmund Freud，1856—1939）创办的经典精神分析学派以外，还派生出其他几个学派且都各有其大师。比如分析心理学派的卡尔·G. 荣格（Carl G. Jung，1875—1961）、个体心理学派的阿尔弗雷德·阿德勒（Alfred Adler，1870—1937）、自我心理学派的安娜·弗洛伊德（Anna Freud，1895—1982）、社会文化学派的卡伦·霍妮（Karen Horney，1885—1952）、客体关系学派的梅兰妮·克莱因（Melanie Klein，1882—1960）、依恋理论的约翰·鲍比（John Bowlby，1907—1990）、分离个体化理论的玛格丽·S. 勒（Margaret S. Mahler，1897—1985）、自体心理学派的海因茨·科胡特（Heinz Kohut，1913—1981）、主体间性精神分析学派的罗伯特·史托罗楼（Robert Stolorow，1942—）等。每个大师又都有若干本晦涩难懂的著作。即使缩小范围，最主要的精神分析学派也有五个，即经典精神分析学派、自我心理学派、客体关系学派、自体心理学派、主体间性精神分析学派。

于是，面对这么多的著作，我困惑自己什么时候能对精神分析有个相对完整的认识？什么时候能比较系统地理论化地用精神分析去进行心理咨询？能不能有一种容易记住且便于应用的方法？这是个问题。

我曾在北京三甲医院工作。1987 年，我公派去美国加州医疗中心

UCLA 培训学习，接触了国际最前沿的医疗技术和国际医学大师们。他们求真务实的精神深深地影响了我的理念：理论要能够有助于有效地解决病人问题。我的国际视野和经历经验，让我的思考方式更注重实际。我不会受某些条条框框限制，能够如何有效地解决问题是我追求的目标。在心理咨询的实践中，精神分析理论论点多、难记，更难用得好、用得全。国内精神分析应用者以长程取向（几年）为主，而近些年调查显示，心理咨询的来访者期待快速解决问题的又占了近八成，长程求助比例很小。现实的理论书籍和教学，与实际需求及理论应用方法并不能很好地统一，甚至大相径庭。于是，我开始想办法把精神分析相关理论驭繁就简，并尝试用口诀的形式来解决这个问题。

2001 年以后，我在国外参与了社区的心理互助，是我心理咨询实践的开始。

2018 年，我在给“精神分析五大学派精华理论应用 & 精神分析快速疗法”学习班讲课的过程中灵感突现，用十五分钟写出了精神分析快速疗法的“操作口诀”。后又参考南希·麦克威廉姆斯的精神分析案例解析八个洞察概念化的方法，结合国内心理学同道精神分析理论普遍掌握的状况。几经修改很快写出了十九个（加上操作口诀中的“情感”共二十个）精神分析洞察概念化理论点的“洞察口诀”。我想，这是我多年学习研究精神分析主流学派精华理论应用，潜意识中无意识整合加工的结果，可以用厚积薄发来形容。

心理咨询应用中，我把记住的口诀和二十个精华理论点与来访者的问题去匹配，找到几个可能合适的理论应用点，去尝试疏通，纲举目张地完成串联精神分析主流学派精华理论应用的目标。以精神分析五大学派整合性更宽的视角、更高的效率去诠释化解内心冲突、解决现实心理问题。

精神分析快速疗法在很长时间内只是我个人的应用取向，刚开始并没有这个名字。有一次，我和知名心理学家、催眠大师马春树博士喝茶聊天的时候，聊到了我精神分析的应用取向和做法，马老师脱口而出："精神分析快速疗法！"这让我多少有些惊诧和承受不了的感觉。后来在教学中经过认真思考，只要我本着科学谦卑的态度去研究和做学问，这个名字为什么不可以用呢？这样，精神分析快速疗法（PRT）就应运而生了。

在精神分析快速疗法总结的过程中，我要感谢精神分析主流学派精华理论——精神分析快速疗法应用学习班的各位同学！教学相长的互动过程也是精神分析快速疗法的孕育成熟过程。

我要感谢我教学的助理老师赖青！她任劳任怨几年的辛勤教学相伴和对书稿的审校，给了我很大的帮助。

我还要感谢我的爱人！她曾是北京大学系统医院的优秀护士。在我把精神分析从喜爱变成事业的过程中，她给了我决定性的支持和照顾。她对本书严谨的审校，帮我发现了不少的问题。同时，我们每天对心理学应用方方面面的讨论，已成为我们生活中必不可少的、丰富陶冶情趣的精神食粮。她也收获了成长，已经俨然成了半个"心理学家"。

还有，我要严肃郑重地感谢我自己！是我对精神分析应用执迷的态度，坚持天天阅读精神分析经典书籍二十多年，走路、听音乐、夜里醒来都在琢磨它的应用问题。是这种锲而不舍的精神，让我对精神分析主流学派精华理论的"短、平、快"应用，有了一些粗浅的经验体会。

2000年诺贝尔医学奖获得者埃里克·坎德尔认为，精神分析仍然是到目前为止，关于解读人类心智最好的模型。精神分析快速疗法

（PRT）如果能够促进整体性的精神分析各学派理论精华的发展，融入国内心理咨询的“短、平、快”应用，满足部分求快的来访者需求，起到本土化应用抛砖引玉的作用，我就非常满足了。我也真诚地期待心理学同道们给出更好的意见。

李建平

2022 年 1 月 3 日于北戴河

序　言

精神分析快速疗法（psychoanalytic rapid therapy，PRT）简称“精分快疗”或“PRT”，是把精神分析五大学派的理论精华作为“认知模型”，通过对潜意识工作发生作用，既重视个体潜意识层面的心理，又重视现实资源的挖掘利用，特别是现实安全依恋关系和归属感的重建；既从精神分析精华理论的视角对个案概念化做画龙点睛式的分析，又重视帮助来访者面对现实困境的心理防御机制进行诠释及适应性引导，也把人本主义及支持性技术当作心理咨询治疗的基础工作。它以关注现实应激及冲突（容易回忆起来的负性应激反应）形成的病症为重点，适度地对过去形成的压抑、防御、关系及缺失的创伤阴影和经验组织模式，进行粗线条启发式的洞察概念化，相信来访者内心的自我领悟和细节的整合能力，以求达到通过对现实冲突的疏解而化解现实病症。

精分快疗把精神分析的精华理论“短，平，快”应用在中短程心理咨询治疗的工作中，对于疏解来访者现实冲突形成的病症取得了很好的效果。在疏解过程中，咨询师可以根据来访者的现实状态及核心冲突的诠释概念化，通过讨论、组织编写“疏导文”，让来访者进行潜意识的自我暗示，让咨询的工作在非咨询时间能够继续推进、强化潜意识记忆的改变，加速完成意识化的过程。以提高心理咨询的效率，达到事半功倍快速疗法的效果。

众所周知，一个精神分析整合取向的咨询师，对精神分析整体理论认识的水平，是其专业水平的重要体现。精神分析取向的理论很多，精分快疗则是从中短程心理咨询需求的层面，讨论精神分析取向理论的应用问题的。这种关注精华理论的视角有利于驭繁就简，快速认识精神分析的整体框架，从而完成“短、平、快”的心理咨询工作。本书为精神分析的“短、平、快”应用提供了一种较全面、方便、专业的工具。

精分快疗是笔者研究精神分析“短、平、快”应用二十余年的经验总结，既有国际经典理论支撑及较丰富的临床体验，又迎合了当今国际前沿精神分析与各学派整合的现代取向。

近年来的调查显示，国内多数的心理咨询需求为短程咨询，也就是说，短程或许更适合很多国人现实做心理咨询的期待。精分快疗追求用“人格现实知在先，现实冲突先疏解，人格问题放后边”理念，期待仅仅通过八次、十次的心理咨询，让来访者能够恢复到应激前的状态。当症状反复发生或难以疏解时，再去考虑用长程心理咨询的方法。精分快疗既满足了来访者求快的咨询期待，又使咨询师应用起来目标清晰、简单明了、容易操作。

从临床咨询对象来看，精分快疗适合那些出现心理问题之前，能够基本正常适应社会生活，因为经历了应激事件后才寻求咨询师帮助的人群。虽然人的应激反应不同，与之相应的人格水平也相异，但精分快疗并不主要关注深层人格基础的修复。此方法适用于现实检验力、自知力相对完整的，人格组织水平相对良好的，现实冲突造成的病症的疏解。

毫无疑问，就像精神分析应用的不成熟，精分快疗虽然有国际经典的理论支撑及较多的临床体验，但它主要是笔者个人及所带的学生们的经验总结，难免粗浅、挂一漏万。本书若是能让心理学同道们在精神分析应用的困惑中多一个视角，与有荣焉。

本书可能会让读者有以下五点收获。

（1）建立一种以现实内心冲突及病症为主要咨询目标，精神分析各主流学派精华理论及其他技术的整合性应用方法。以能够快速解决现实问题为目标。

（2）通过认识背会“洞察概念化口诀”，快速建立对精神分析五大学派精华理论整体的框架性认识。轻松地记住其主要概念、理解其内涵，方便使用查阅。

（3）通过“操作口诀”的指导，使得心理咨询的操作更简单明了。

（4）能简单明了地对精分快疗转成长程咨询的经典理论精华进行阐述。

（5）容易得到“短、平、快”的咨询效果，及来访者良好的反馈。

目　录
CONTENTS

第一章

精神分析快速疗法（PRT）的范式

精分快疗的范式主要包括精神分析整合性精华理论的应用取向、操作口诀、洞察概念化口诀、疏导文、咨询对象及目标五个部分内容。

一、精分快疗理论取向

精分快疗是把精神分析五大学派的理论精华作为“认知模型”，通过对潜意识工作发生作用，既重视个体潜意识层面的心理动机，又重视现实资源的挖掘利用，特别是现实安全依恋关系及归属感的重建；既从精神分析精华理论的视角对个案概念化做画龙点睛式的分析，又重视帮助来访者面对现实困境的心理防御机制、内在关系、自体缺陷、经验组织模式进行诠释及引导，也把人本主义和支持性技术当作心理咨询治疗的基础性工作。它以关注现实应激及冲突形成的病症为重点，适度地结合过去进行粗线条启发式的洞察概念化，相信来访者内心的自我领悟和对细节的整合能力，以求达到通过对现实冲突的疏解而化解现实病症的效果。

二、精分快疗操作口诀

他要倾诉你倾听，
他要沉默你共情。
剥葱头也观情感，
人格现实知在先。
现实冲突先疏解，
人格问题放后边。
诠释重构反反复，
积极赋意是关键。
技术不同路不同，
咨客匹配来决定。

操作口诀是心理咨询的逻辑思维。主要讲了面对来访者的问题，用什么样的咨询排序逻辑发现和解决现实心理问题。详见操作章节。

三、精分快疗洞察概念化口诀

气质人格发防 Yu，①
依恋分离自恋需。
镜影孪生理想化，
心位认同加关系。
创伤移情与经验，
焦虑冲突加三我。

① 第一句的“发防 Yu”＝发育和防御机制，因为两个 Yu 字，所以用汉语拼音替代。

洞察概念化口诀主要是根据精神分析五大主流学派的精华理论，受南希·麦克威廉姆斯精神分析案例解析的八个洞察点启发，结合国内同道的精神分析知识现状和使用需求提炼出来的十九个（加上操作口诀中的“情感”共二十个）洞察概念化理论提示点。期待把非常繁杂的精神分析编成顺口溜式的口诀，再按照口诀的提示去匹配来访者的问题做洞察概念化，驭繁就简、驾轻就熟地去应用。纲举目张地做到对精神分析整体理论精华的框架认识、概念理解、内涵记忆，达到方便应用的目的。再次重申，这种理论应用视角是精神分析短程取向的应用视角。详细解读见相关章节。

四、精分快疗疏导文技术

在心理咨询时，发现内心冲突进行疏解的过程中，常常一个小时的咨询，关键的冲突节点常常就在 8～10 分钟的核心内容上。把这些洞察概念化、疏解核心冲突的精华语言提炼出来，写成疏导文，让来访者在咨询中或者咨询结束后朗读或默念，推进内心冲突的潜意识意识化过程，强化咨询效果。让心理咨询在咨询室以外仍然能发挥作用。让咨询的效果事半功倍，“短、平、快”地疏解现实冲突带来的现实病症。应用细节见案例章节。

五、精分快疗咨询对象及目标

精分快疗定义为在 24 次以内的心理咨询过程中，通过疏解现实内心冲突来化解现实症状。现实冲突指容易回想起来的负性事件带来的内心冲突。

精分快疗的咨询对象，通常是原来可以基本正常地适应工作和生活，因为负性事件应激造成现实性的心理病症，这些症状影响了现实的生活和工作的来访者。如工作或学习压力、失恋、婚姻问题、人际关系冲突、亲人离世、重大疾病、疫情、灾害、移居等。

精分快疗的咨询目标：通过 24 次以内的咨询，能够让来访者恢复到应激事件以前的状态。

第一层面是应用精神分析各主流学派的理论；以洞察概念化口诀的十九个精华理论点为主，结合其他技术，去找到和讨论现实诱发事件，以及由此引发的内心冲突，通过积极赋意、诠释重构，从而期待把心理状态恢复到现实应激前的水平。

第二层面是安排好短程和长程咨询的排序。在精分快疗咨询过程中，部分来访者会显示人格的基础性问题，如症状缓解慢、反复发作。如果短程咨询后仍然反复出现各种症状影响来访者的社会适应性，来访者又有长程心理咨询的条件和动机，再去讨论通过长程的咨询去解决。而要防止未经排序就按照长程方法去做咨询治疗。长程的心理咨询是第二层面的，快疗与长程动力学治疗的技术理论连接可见最后一章。

笔者多年的心理咨询实践表明，这种分层处理的方法，能够使心理咨询层次分明，效率提高。所以，精分快疗的优先使用，是逻辑思维在心理咨询中的应用。

第二章

精神分析快速疗法（PRT）的理论支撑

第一节　精神分析视角

精神分析从弗洛伊德的经典理论到今天已经发展出五个主流学派，而每个学派又有其自身理论的不断发展及各学派的整合。历史告诉我们，精神分析的理论是在实践中不断发展的，特别是精神分析这个西方文化的舶来品到了中国以后，也会有适应中国本土文化和习惯的问题。关于社会文化环境和心理的关系，精神分析文化学派的开拓者卡伦·霍妮等人早有深刻的论述，这里就不赘言了。

近些年国内心理咨询的相关调查显示，主要进行的是短程的咨询。而在相当多的心理咨询师观念中，一提到精神分析就想到幼年的口欲期、肛欲期、俄狄浦斯期的相关问题。笔者认为要解决这几个时期固着的创伤阴影，只能做长程心理咨询，如果按照每周一次的咨询计算，这个疗程起码要几年时间。这时候就有一个矛盾，调查显示我们大多数心理咨询都是短程的，而精神分析给人的印象都是长程的，那么有没有一种结合我们自己的习惯，用精神分析的整合视角做短程心理咨询的办法呢？我认为应该有一种简单易行的方法去把长程的精神分析视角的心理咨询和“短、平、快”的心理咨询分开。根据笔者个人的理论学习探索和部分临床咨询体会，这种“短、平、快”的精神分析方法不但行之有效，而且效果还很好。

下面先来看一组国际上心理动力学疗法（精神分析）短程治疗的有效性数据①。

安德森和朗伯（Anderson and Lambert，1995）做了一项26个研究的元分析，证明短程心理动力学治疗在随访期中与其他治疗同样有效。三个独立研究证明：准确地解释核心冲突可以预测在几次和几次以上的治疗中取得良好的治疗效果②。

2006年，女修道院长阿巴斯（Abbass）在久负盛名的科克伦数据库刊登了人格障碍研究③。在1431名人格障碍的短程心理学治疗随访中，减少了83.3%的人格障碍诊断，平均治疗次数28次。

当代短程心理动力学治疗有效性的调查权威数据的引用，证明了精神分析快速疗法的核心理念：通过不超过24次精神分析整合视角的心理咨询，去疏解因为现实事件诱发的内心冲突，从而去消除现实心理病症，是有充足学术调查数据依据的。

美国精神医学住院医生轮转审查委员会（Rsychiatry Residency Review Committee，RRC）要求美国的精神科住院医生在做心理治疗前必须接受培训。由葛林·嘉宝撰写的《长程心理动力学心理治疗》培

---

① 葛林·嘉宝. 长程心理动力学心理治疗：2版［M］徐勇，任洁，吴艳茹，等译. 北京：中国轻工业出版社，2017：23.

② Crits-Christoph et al.，1988；Joyce and Piper，1993；Silberschatz，1986.

③ 葛林·嘉宝. 长程心理动力学心理治疗：2版［M］徐勇，任洁，吴艳茹，等译. 北京：中国轻工业出版社，2017：24.

训教材中有这样描述[①]：如果短程的心理治疗或特定的药物能够成功地治疗患者的问题，而且如果患者对于深入理解自己不感兴趣，那么长程心理动力学治疗也许不合适。葛林·嘉宝心理咨询的逻辑思维也给我们咨询的排序做了很好的提示。

下面我们通过一些典籍来阐述精神分析的经典理论对精神分析快速疗法解决现实冲突有效的原因。

1926年，弗洛伊德论述了焦虑理论，他把焦虑分为三种[②]：现实性客观焦虑、神经症性焦虑、道德性焦虑。

在现实性客观焦虑中，其威胁、危险刺激根源存在于现实中。

神经症性焦虑，是担心本我冲动战胜理性自我做出越轨行为引起的。

道德性焦虑，是在担心言行违反了超我的道德良心价值观时，引起的纠结情绪。从弗洛伊德的经典精神分析视角看，焦虑及冲突又是引起神经症及各种心理问题的根本原因。

从现实焦虑视角看，一个来访者原来能够基本正常地适应社会生活，当现实中遇到负性事件刺激后出现了心理问题的症状。按照弗洛伊德的三个焦虑划分，从大众的心理咨询习惯视角去思考，也就是从精分快疗“现实冲突先疏解”的理念出发，在这三个焦虑中会先去重点关注如何先调整解决现实焦虑的冲突，去解决现实焦虑冲突诱发的症状也是最快的。

精分快疗期待通过这种解决问题的逻辑排序，使解决问题的速度比

① 葛林·嘉宝. 长程心理动力学心理治疗：2版［M］徐勇，任洁，吴艳茹，等译. 北京：中国轻工业出版社，2017：49.

② C. S. 霍尔. 弗洛伊德心理学入门［M］. 陈维正，译. 北京：商务印书馆，1985：51.

开始进入幼年去修复调整人格性问题从而消除现实症状，来得更直接、更快。

例如，一个来访者离婚前能基本正常地生活工作，离婚让他出现失眠、多梦、自我怀疑、人际关系敏感等焦虑情绪，出现对所有女性恐惧、对未来悲观、抑郁等症状。我们要做的是让他恢复到离婚前的状态。这是用精神分析各学派整合性的精华理论，通过解决婚姻破裂的现实冲突来实现的，而不是开始就主要放在调整幼年的俄狄浦斯前期、俄狄浦斯期固着的创伤实现的。

精神分析自我心理学派重要成员、精神分析文化学派的开拓者卡伦·霍妮在心理治疗中也反对“幼年经验决定一生”的理念，她在《我们时代的神经症人格》一书中指出：“但是和很多精神分析学家不同，我并不认为应该将注意力以某种片面迷恋的方式放在童年经历上，强调后期的行为在本质上是对早期的重复。我想要说明，童年经历与后者冲突之间存在着更错综复杂的关系，而不像那些精神分析学家所宣称的存在单一的因果关系。童年的经历尽管对神经官能症起着决定性作用，但绝不是造成后期心理障碍的唯一原因。”①

精分快疗要解决的就是造成现实症状的现实冲突。现实中我们也确实看到大量精神分析取向的心理咨询属于这一类情况，不论求助者是否认同这种长程式的咨询方式，是否具有长程心理咨询的条件和动机，咨询师在开始阶段就从幼年生活开始寻找当下问题的根源。这种舍近求远的取向方法，显然难以快速解决当下的问题，也与来访者的咨询期待不协调。这种咨询排序的错位，会造成大量有短程求助需求的来访者流失，或导致心理咨询失败。它也是精神分析取向的咨询，未能与咨询人

① 卡伦·霍妮. 我们时代的神经症人格［M］. 杨柳桦樱，译. 北京：台海出版社，2016：1-2.

讨论清楚和确认咨询目标与咨询方法使用的设置问题。

自体心理学家科胡特关于自体病理的分类法的观点为："我提议把自体的障碍，进一步根据不同的意义分成两种：原发的困扰与次发的（或反应的）困扰。后者是巩固而坚定建立的自体，在人生中无论是童年、青少年、成年和老年的各种体验所引发的急性与慢性反应。"① "我要借着以下的主张来直接切入主题的核心，那就是使现代西方人的心理存活陷入最大危机的心理危险正在改变。相对来说直到最近的时代，个人所面对的最主要威胁是无法解决的内在冲突。"②

科胡特提醒我们，次发的现实刺激会引起内心冲突形成现实反应的心理问题，这正是精分快疗要解决的问题。

我们再来看，客体关系应用的国际权威，美国国际心理治疗机构的联合主任、乔治敦大学和健康科学统一服务大学的精神病学临床教授大卫·萨夫（David Scharff），关于现实压力与心理问题的描述："英国客体关系理论重视此时此地，在客体关系治疗中此时此地是与他在过去的根源相联系的。过去的体验在此时此地被重新创造出来。躯体和心理上的压力可以击倒成熟人格中最好的防御，并导致严重的分裂和对创伤的封装。"③

所以我们可以这样认为，即使是遗传和幼年成长环境良好，具有基本的安全感、人格成熟的人，也会在现实的压力应激事件中出现各种各样的心理问题。精分快疗就是针对"此时此地"出现问题的人群，把

---

① 海因茨·科胡特. 自体的重建［M］. 许豪冲，译. 北京：世界图书出版公司，2013：133.

② 海因茨·科胡特. 自体的重建［M］. 许豪冲，译. 北京：世界图书出版公司，2013：190.

③ 吉尔·萨夫，大卫·萨夫. 客体关系入门［M］. 邬晓燕，余萍，译. 北京：世界图书出版公司，2009：112.

现实与过去相连接，重视化解现实冲突的有效方法。

第二节　精神医学视角

我们可以再从美国的精神疾病诊断手册《DSM-V》病理观来看①，在引起重性抑郁障碍的因素中，即从抑郁症发病的四个原因来看其他心理问题病理的一般性规律。

（1）气质的：自尊低的人应对压力有问题，或有悲观的态度，有更高的风险患此障碍。

（2）环境的：有压力的儿童期或现实的生活事件，例如，暴力、忽略、虐待或低收入，可导致重性抑郁障碍。

（3）遗传的：有重性抑郁障碍近亲（例如父母、兄弟、姐妹或孩子）的个体，患此障碍的风险会增加二到四倍。

（4）生物化学：两种化学物质，即5-羟色胺、去甲肾上腺素，在抑郁症的形成中可能起到了作用。

笔者认为，在这四个因素中，除了服药外。解决现实环境应激因素引起的内心冲突，以及相关的现实心理问题，效果应该是最快的。

---

① 美国精神医学学会. 理解DSM-5精神障碍［M］. 夏雅俐，张道龙，译. 北京：北京大学医学出版社，2016：55.

第三节 整 述

最后我们来解释一下疏解内心冲突与化解心理病症的关系。

心理症状的内在心理根源，是潜意识的欲望、需要、期待、被看见、被关注、被回应、被理解、被尊重、被适度满足，以及这些需要不能满足形成的恐惧的情感冲突被压抑，或解离的结果。精神分析学理论认为，按照潜意识的交流模式，让内心冲突的需要得到了足够的表达、体验、共情、诠释和理解的意识化，内心冲突就会得到化解。因此，疏解了内心冲突，其症状必然会减轻，甚至消失。

需要说明一下，弗洛伊德主要指的是潜意识中被压抑的冲突。而精分快疗主要指的是容易意识到的内心冲突。它更表浅，更容易疏解，其内心冲突与病症的逻辑关系是一样的。

以上我们从数据和理论上说明了心理动力学或者精神分析的心理治疗，在美国也有如何选择长短程咨询排序的设置。即先短程和服药，如果需要再做长程心理动力学的治疗。那么笔者的推理是，这种短程的精神分析或者心理动力学的快速疗法在我国也应该得到优先排序。同时，笔者认为它匹配了国人心理咨询求快的特点，这是笔者总结精分快疗的出发点和动机，它也是笔者在实践中与来访者一起总结和完善出来的结果。

根据以上论述，我们已经了解到很多权威观点对于精神分析“短、平、快”应用取向思路的理论支持，那么我们为什么不在心理咨询中，首先去尝试解决现实冲突呢？

因此笔者相信，PRT 在国内的文化环境中，应该有它一定的价值、应用空间和生命力。

第三章

精神分析快速疗法（PRT）核心技术概念诠释

第一节　精分快疗理论取向说明

首先要说明的问题是为什么说精分快疗的主要取向是精神分析？因为该疗法中，其理论支撑是精神分析的理论。诠释的主要理论观点源自精神分析各主流学派的理论精华观点。同时，它把疏解现实内心冲突、潜意识意识化水平作为缓解现实症状的主要病理学依据。所以可以说精分快疗的主要取向是精神分析。当然正如葛林·嘉宝的《长程心理动力学心理治疗》一书的理论取向一样，它亦会使用支持性技术。①

① 葛林·嘉宝. 长程心理动力学心理治疗：2 版［M］徐勇，任洁，吴艳茹，等译. 北京：中国轻工业出版社，2017：102.

第二节　精分快疗现实冲突概念

什么是精神分析快速疗法定义的内心冲突？我们先来看一下当代的精神分析整合学派的权威奥托·F. 科恩伯格描述的心理动力学视角下的内心冲突："冲突被看作围绕强大的高度激发的愿望、需要或者恐惧（以及相关幻想）组织起来的。它又被称为冲突性动机。通常冲突中涉及的动机包括性欲、愤怒、施虐、竞争、权利自主和自尊，以及希望被爱、被仰慕、被照顾。"①

精分快疗视角的现实冲突：通常是指能够意识到的，或者容易回想起来的，具有压力感的事件所诱发的担心、害怕、不安、紧张的纠结冲突心态。它不仅会在潜意识层面有记忆，同时也在意识层面比较容易地获得清楚的记忆感受。

① 伊芙·卡丽格，奥托·F. 科恩伯格，约翰·F. 克拉金，等. 人格病症的心理动力学疗法［M］. 钱秭澍，卢璐，译. 北京：人民邮电出版社，2019：32.

第三节　精分快疗操作口诀

一、操作口诀

他要倾诉你倾听，他要沉默你共情。

剥葱头也观情感，人格现实知在先。

现实冲突先疏解，人格问题放后边。

诠释重构反反复，积极赋意是关键。

技术不同路不同，咨客匹配来决定。

二、操作口诀诠释

第一句："他要倾诉你倾听，他要沉默你共情。"该句讲了咨询中心理咨询师的基本状态，表达了如何去营造一个真诚一致、接纳涵容、同感共情的氛围，从而让咨询师与来访者在主体间性咨询场中，敞开心扉地陈述现实应激事件诱发的内心冲突。

来访者倾诉，咨询师倾听和观察什么？咨询师通常会通过两个途径了解来访者，包括语言、非语言。

1. 语言：包括语言中的口误，声音什么时候停顿？为什么停顿？什么时候开始？为什么又开始了？表达的语速、音量、音调和音色以及它们如何变化。它们是了解来访者的情感状态和阻抗的重要信息来源。例如，人的心理健康状态，甚至人格障碍水平常常都与现实语言表达能力相关。心情好，表达就流畅，音调、音量也高，声音也洪亮；心情不好就会低沉，说话磕磕巴巴的。

2. 非语言：沉默、肢体语言、行动、梦境、自由联想。无声之处既可以让人感受到内心的平和，又可以观察到压抑或冲突。如低着头，眼睛不能正视咨询师，眼球来回游动，小动作多，肢体僵硬或者过度瘫软。这些都可能与现实的内心冲突有关。

“他要沉默你共情。”咨询师的共情，原则上可以按照罗杰斯的三个共情原则去做。即真诚一致，无条件积极接纳，共情。站在来访者的位置去体验他的体验，寻找和他相同的体验去共情他。同时保持咨询师的自我觉察。共情也被当代精神分析理论认为是最重要的获取来访者资料和咨询治疗的有效手段。

第二句：“剥葱头也观情感，人格现实知在先。”“剥葱头”指逐渐打开现实应激事件，由浅入深的过程。通过“剥葱头”观情感发现咨询主题。心理咨询发现问题、诠释概念化好像一个“剥葱头”的过程，慢慢才能看到核心颜色，切不可一开始就下结论。通过“剥葱头”中随着应激事件的展开，来访者的问题也会随之深入。例如，一个大学生在咨询中表达了与室友人际关系的敏感问题，经过访谈知道，原来她在原生家庭中就不受重视，所以她人际关系的敏感很大程度是转移投射来的，这就是“剥葱头”的过程。通过“剥葱头”可以发现现实冲突更深层的欲望、需要、愿望、期待、被尊重、被呵护、嫉妒、竞争、自恋自尊、恐惧的人格性冲突动机。洞察概念化诠释它们，会起到意识化的作用，从而降低现实内心冲突，缓解病症。

观情感是咨询师与来访者互动观察的关键内容。通过诱发事件“剥葱头”的逐渐深入，去了解一个人的情感状态的变化。感受情感和调整情感是现代精神分析的主题，也是精分快疗在心理咨询中化解内心冲突观察的核心内容。调整情感就要求心理咨询师在逐渐展开的观情感过程中，去寻找引起情绪情感反应内心冲突的动机是什么，然后去调整疏解它，从而达到情感调整的目标。情感是现实心态的核心表达。情感状态好了，证明内心冲突就少了。

情感的内容主要是围绕着应激事件和客体关系中的爱与恨，产生的各种情绪情感。

例如，一个女性离婚案例的叙述，“离婚谁怕谁？无所谓！有他没他都一样，我恨他！”这是开始带着愤怒情绪和恨的情感的表现。通过访谈的“剥葱头”逐渐打开诱发现实冲突的现实事件发现，原来来访者幼年父母的疼爱形成的自恋，与现实对丈夫的忽视产生的愤怒和恨的移情有关。

观情感是精分快疗咨询中与来访者互动的关键内容，情感表征是现实内心冲突的晴雨表。通过观察来访者的情感表征来发现现实内心冲突情况，可以了解情感表征和特定事件的联系，也可以了解到来访者人格基础的信息。观情感的深层也包括移情和反移情。

现代精神分析的理论认为，情感是发现问题的关键，所以咨询中要始终跟着情感线走。

那么什么是情感的内涵？情感是人对客观事物是否满足自己的需要而产生的态度体验，它包括道德感和价值感两个方面，主要内容是爱与恨。具体表现为爱、喜欢、幸福，仇恨、嫉妒、厌恶等。在精分快疗疏解现实冲突中，对来访者状态的观察都会通过情感的变化来确定。当情感由愤怒、恨转成接纳理解的时候，说明心理咨询起到了正向效果。

“人格现实知在先。”这是精分快疗的逻辑思维，是最重要的核心理念。它指的是要了解清楚哪些情绪情感是现实应激引起的，是我们要集中注意力解决的；哪些是人格层面稳定的情绪情感，需要放在长程心理咨询中去解决的。注意有逻辑地把问题分层排序去解决。精分快疗主要关注疏解现实冲突诱发的负性情绪情感反应，而咨询师所使用的技术理论却是因人而异的。即可以用简单的三我冲突、两个心位、安全依恋、内在关系、三种焦虑、经验组织模式等精华概念来诠释，基础知识比较好的也可以从人格水平、防御机制、自体结构来诠释概念化。解释所用的理论深与浅不同，但是化解现实内心冲突的目标是一样的。当在咨询访谈中观察到有些情绪情感反应是幼年就有的，是人格性的，根深蒂固的，改变需要很长的时间时，要本着先易后难、先近后远的原则与来访者讨论，并对咨询的内容排序。这是精分快疗应用中的逻辑思维。

我们可以用一句话来描述各种人格的核心特质，以方便在发现现实冲突的时候，去洞察人格特质对现实冲突的基础性影响。

（1）偏执型人格障碍者会认为他人都与自己作对。

（2）强迫性人格不会容忍不完美存在。

（3）表演型人格障碍者认为自己会得到所有人的喜爱。

（4）自恋型人格障碍者则认为每个人都应该赞美自己。

（5）依赖型人格障碍者认定自己无法一个人生活。

（6）边缘型人格障碍者自我概念极不稳定，经常在高度自信与非常糟糕之间转变。

（7）反社会型人格障碍者低焦虑，无视社会道德、规则和法律。

（8）分裂样人格障碍者多数害怕与人亲近，沉默寡言，沉浸在白日梦中。

（9）分裂型人格障碍者具有古怪表现，例如，魔幻思想、超视关联感。包括知觉扭曲，如灵魂出壳、遥视、透视、心灵感应等。

一个人现实冲突是人际关系问题。咨询师可以洞察到他做事要求高、爱讲理、不能忍受身边看不惯的事，否则就会有情绪情感反应、形成内心冲突。我们会去洞察是不是强迫性人格在现实冲突中起了作用。虽然对人格特征的洞察概念化不能够让来访者一蹴而就地彻底改变。但是能够觉察到现实冲突的动机与人格特征的相关性也是一种意识化，会起到化解内心冲突的作用。

在疏解现实冲突过程中，咨询师要想办法用心理学的理论和人生经验去重新创造意义，拆垮冲突观念中的一方，让内心冲突失去对立的一方，从而降低冲突，减轻症状。如对爱的对象有两种情感冲突，爱他、也恨他。咨询师要和来访者共同讨论创造意义去疏解恨的内容，从而化解冲突，降低因此诱发的病症。

第三句："现实冲突先疏解，人格问题放后边。"了解情绪情感和应激事件的联系，也能部分地了解来访者人格状态的应激反应情况，因为人格的脆弱性反映了自体结构的缺陷。但是在精分快疗中，因为要集中关注现实冲突及诱发相关症状的疏解，所以并不会把主要精力放在关注人格层面。咨询的主要目标应该是去了解现实应激事件所引发的情绪情感、内心冲突。人格基础部分的成长需要几年的咨询时间去完成。例如，一个人离婚前能够正常地适应社会、工作、生活，离婚使得他产生了抑郁情绪，影响了正常的工作生活。那么如何把离婚造成的抑郁恢复到原来的正常状态是精分快疗的主要目标。而不是从人格视角去关注俄狄浦斯前期和俄狄浦斯期的什么情形造成了现实离婚的抑郁。

第四句："诠释重构反反复，积极赋意是关键。"这一句讲了两个点。"诠释重构反反复"，讲的是疏通中诠释解析的过程方法。一个意识层面理解的道理、观念，并不会一蹴而就地植入潜意识并稳定在其中，而是要通过一个诠释重构反反复的重构内化过程。第二个是在诠释应激事件的过程中，要本着积极赋意化解问题的取向，而不是一定要弄清楚事件的客观对错。

积极赋意是精分快疗最重要的理论应用取向。我们先来看看权威大师们在解决心理问题时候的分析诠释取向。

卡伦·霍妮认为："了解自己对于患者来说，能够令他平心静气地看待父母，以及对父母的回忆。能够明白父母也是深陷矛盾不得而已，即便伤害他也是无奈之举。最重要的一点是，当患者不再痛苦于曾经所受的伤害时，或者至少看到了克服该痛苦的办法。他就会逐渐消除之前的怨恨心理。"①

现代精神分析的主体间性心理治疗理论这样描述了它的治疗取向："从这个角度来看，将正确与否的标准应用于构建或者阐述是没有意义的。因此，语言阐释并不是对患者客观事实的澄清，它是基于当下的背景或者此时此地咨询治疗师对患者主观感受的理解。对患者的经验组织方式理解一定会受到治疗背景的影响。从解释或者构建的角度来看，阐释并不是基于患者过去的真实经历，它是以患者当下主观感受以及经验组织原则为基础的。对于患者而言，阐释是否具有意义，取决于咨询治疗师的阐释是否具有自体客体功能。因此我们并不以是否接近事实为标准判断咨询治疗师的阐释，而是以患者是否觉得阐释具有意义为标准。所谓对患者有意义的阐释，是指患者通过咨询治疗师的阐释获得一种新的经验组织模式达成新的自我理解，这种理解有助于成长。"②

葛林·嘉宝也有类似的心理动力学阐释的取向："在治疗对话中涌现出来的意义：新的意义会在治疗探索中涌现出来。如今的动力学心理咨询治疗师不大可能去寻求意义，也就是事件或是经历的正确解释。取而代之的是两个参与者在心理治疗的过程中共同去创造意义。在去发现

---

① 卡伦·霍妮. 精神分析新方向［M］. 梅娟，译. 南京：译林出版社，2016：223.

② 博斯克，等. 主体间性心理治疗［M］. 尹肖雯，译. 北京：中国轻工业出版社，2013：117.

由来已久的潜意识的意义与通过咨询治疗师和患者共同努力，通过对话去创造意义之间，存在的一种辩证的张力。这个目标的结果是一个人对过去难以理解或没有意识到的意义，有了更深刻的理解，在这个意义上，这个目标是潜意识意识化的一种变形。”①

积极赋意特别要注意不要把心理咨询当成惩罚父母的机会。南希·麦克威廉斯在《精神分析治疗》一书中说：“许多公众会断章取义的认为治疗就是在责备父母，回避个人责任，以及将自私合理化”。所以咨询人和咨询师都要注意调整积极赋意的咨询立场。②

根据国际上权威的观点，我们在精分快疗取向心理咨询的诠释过程中，并不需要追究应激事件的客观真实性，而是要想办法去重新创造意义而有助于化解内心冲突，亦是追求有助于成长的阐释。从不同的视角积极地重构解析过去的事件，这是诠释疏通现实冲突的关键理念，也是精分快疗的“积极赋意是关键”的内涵。

这种积极赋意也包括，在洞察概念化时要注意考虑来访者的接受程度，不要轻易给来访者戴上一顶“有病”的帽子，否则很可能老病还未治好，又添了新的心病。

“技术不同路不同”，我们讲精神分析的各个学派的诠释理论和治疗方法，虽然是异曲同工，但是走的路线是不同的，有快有慢，有的重幼年，有的重细节，精分快疗则重现实冲突和症状的分析。所以，所使用的技术理论要根据与每个来访者是否匹配来实施。解决现实冲突在先，症状消失得可能就迅速。通过解决幼年人格形成的问题从而降低现

---

① 葛林·嘉宝. 长程心理动力学心理治疗：基础读本：2版［M］. 徐勇，任洁，吴艳茹，等译. 北京：中国轻工业出版社，2017：118.

② 南希·麦克威廉斯. 精神分析治疗：实践指导［M］. 曹晓鸥，古淑清，等译. 北京：中国轻工业出版社，2016：序2.

实症状的技术取向，慢且流失率高。需要来访者有非常好的经济条件和自我解析的成长动机才适合。这还是精分快疗的逻辑思维，心理咨询要分轻重缓急。

“咨客匹配来决定”，说的是来访者与咨询师匹配不匹配，由来访者来决定。来访者的情况差别很大，如成长的地域、环境、文化水平、所见的世面、经济收入、民俗习惯等等，使用的技术理论也应该考虑到这种差异性。咨访关系的两个主体间的情感不协调，会使得症状加重。所以，使用的技术重要的是匹配来访者的情况，而不是咨询师使用自己喜欢的技术。后者常常体现了咨询师在职业工作中的自恋，是需要自我觉察的。例如，弗洛伊德和卡伦·霍妮的“三我”理论，大多数来访者都容易理解，容易接受。而对于理解力好的来访者，可以谈一些诸如克莱因的投射认同，以及科胡特的自体客体理论去匹配他们。但前提是咨询人能够接受，并对咨询有益。而不是咨询师擅长和喜欢这种理论。如果不论谁来咨询，咨询师都讲投射认同、自体客体理论，这就是不匹配。

在精神分析的应用中，要通过洞察口诀的十九个洞察内容，去找到几个可能匹配来访者的理论精华点，并在咨询中去进一步体验哪个更适合来访者的特点，哪个来访者更容易接受。接受的、有效的就是最好的理论，而不一定是深奥的才好。针对不同来访者的情况，由他们来体验使用什么样的技术理论合适，适合的就是最好的，也是最容易接纳吸收意识化促成改变的。要防止咨询师忽视来访者的匹配问题，在咨询中自恋地显示自己理论水平很高的不健康倾向。

第四节　洞察概念化口诀诠释及应用提示

一、洞察概念化口诀内容

气质人格发防 Yu，
依恋分离自恋需。
镜影孪生理想化，
心位认同加关系。
创伤移情与经验，
焦虑冲突加三我。

二、洞察概念化口诀诠释

（一）什么是洞察概念化口诀

洞察概念化口诀涵盖了精神分析五大主流学派理论精华的十九个洞察概念化点（加上操作口诀中的“情感”共二十个），几乎覆盖了精神分析短程取向心理咨询的主要理论知识。

因为精神分析的博大精深，所以在学习及应用中给咨询师造成了很大的困惑。常常会有学某一个理论好不容易明白了，但是应用中又一时想不起来的情况发生，精神分析各主流学派的理论精华就更难记住并用的得心应手了。所以为了在心理咨询中能够通过一个提纲，使咨询师想起主要的精神分析五大学派的精华理论的主要洞察概念化点，能够从多学派的二十个理论视角去洞察概念化一个案例，起到纲举目张的作用，编制了这个口诀。在心理咨询中通过口诀提示，让咨询师的洞察思维能够比较容易地进入精神分析五大主流学派理论精华的整体框架，再根据对应的精华理论与来访者的匹配度去对来访者做诠释疏通。

心理咨询师在开始应用的时候，通过心理咨询的初始访谈调查获得了一些资料，咨询结束后，可以去对照症状与洞察口诀的二十个洞察概念化内容匹配的对应点。然后一个个思考哪个可能更符合来访者的特点及症状的诠释解析，在下次咨询中，再把洞察概念化的几个点带入咨询中去做诠释概念化应用。这样可以相对容易地在精神分析理论精华的大框架中去思考个案。

当比较轻松地通过口诀的提示应用熟悉了以后，精神分析五大学派理论精华的框架内容就会内化到潜意识中，应用起来就会更加自如了。对咨询师来说，这是个重大的工程。对心理咨询师专业水平的提升、评价具有重要的、标志性的意义。

（二）洞察概念化口诀解释

1. 气质

气质这一概念接近于大众日常说的脾气、秉性或性情。它是心理活动稳定的动力特征，它会影响个体活动的方方面面。

气质可分为以下四种。

（1）胆汁质：感情反应强而变化快。

（2）多血质：感情反应弱而变化快。

（3）忧郁质：感情反应强而变化慢。

（4）黏液质：感情反应弱而变化慢。

遗传对人格气质的影响，由大脑构造神经生物机制遗传决定，主要是神经递质的作用。神经递质系统负责形成神经通信网络，检测神经信号并对之做出反应，从而构成一条信息传递链。一般认为基因遗传对人格约有 40%的影响。

精分快疗应用提示：

（1）识别气质因素对心理咨询有重要的意义。因为气质的类型基本上是不可以改变的，咨询师在工作中不要去期待改变它。如要求开朗的变成沉静的，要求不善言谈的多交流，把迟钝与多愁善感情绪情感表达方式当成问题等。

（2）通过掌握基本的人格气质知识，根据它和生活的经验去评估来访者。关注洞察现实应激造成的内心冲突及症状，改变应该改变的，接纳不能改变的。

2. 人格

在精分快疗的咨询中，主要是疏解现实冲突，“短、平、快”地化解现实症状。因为咨询次数少，所以没有时间精力去关注人格问题。但是也不排除有经验的心理咨询师在解决现实冲突的过程中，去洞察来访者的人格组织水平。这对于化解现实症状的难易，以及复发的概率提供了重要的判断依据。但是它不是精分快疗应用的必需前提要求。

首先什么是人格？

弗洛伊德的经典精神分析理论中的人格结构包括本我、自我、超我。

当代精神分析人格问题研究的权威科恩伯格这样描述：人格一般是指一个人的，具有典型功能的持久内在模式。个体独特的行为、认知、情绪、动机和人际关系的持久模式。人格是这些持久模式的动力性组

织。他把人格分成四种人格组织水平，从正常水平到精神分裂水平：①

（1）正常的人格组织；

（2）神经症性人格组织；

（3）边缘性人格组织；

（4）精神病性人格组织。

人格组织健康水平可以通过六个维度来描述：正常的人格组织具有良好的灵活性和适应性。神经症、边缘人格、精神病均会呈现其适应不良的刻板病理性的人格特质。按照上面四个层次水平，从正常到逐渐严重病理性的顺序，其人格组织的内涵表现可以简单描述为下面六个方面②。

（1）自我身份认同水平：从正常稳固的自体到脆弱紊乱的自体。即以自体与客体的心理表征从稳固到容易破碎为特征的心理结构。可以通俗地理解为人格敏感、脆弱、易激惹性。非常脆弱的个体，提示人格的自我认同水平问题，是人格障碍的重要表现。

（2）防御机制运用水平：防御机制是个体对内在或外在应激源诱发情绪冲突的自动心理反应，下面分层描述。

成熟的防御机制：补偿、压制、预控、预期、利他、幽默、升华、禁欲。

神经症水平的防御机制 ：压抑、内摄、认同、合理化、反向形成、移置、情绪隔离、理智化、抵消、性欲化。

原始（初级）防御机制：分裂、解离、投射、投射认同、原始理

---

① 伊芙·卡丽格，奥托·F. 科恩伯格，约翰·F. 克拉金，等. 人格病症的心理动力学疗法［M］. 钱秭澍，卢璐，译. 北京：人民邮电出版社，2019：18.

② 约翰·克拉金，弗兰克·约曼斯，奥托·科恩伯格. 边缘性人格障碍的移情焦点治疗［M］. 许维素，译. 北京：中国轻工业出版社，2020：15.

想化、贬低、原始否认、全能控制、付诸行动、躯体化、退行、分裂样幻想。

（3）现实检验能力：现实检验能力是基本的自我功能，是区分内心的想象和外界现实的能力。例如，区分自体与客体的界限。区分所感受的刺激，是起源于自体内部还是外部世界。具有现实检验力的主体，能够以一种复杂、细致、深入的方式理解他人的特点和内心体验，能够依据他人本身的价值观、看法、喜好和信念去知晓其心理。若遇到内心的困扰，也能够区分困扰是来自自己内心，还是外界具有相应的刺激。

正常、神经症、边缘人格组织都具有完整的现实检验能力。通俗地理解，人的主观与客观、内在与外在一致的检验能力，是人精神心理病与非病的重要标志。

（4）客体关系水平：科恩伯格认为的客体关系水平，是通过对他人的共情，以及对他人成熟的评估能力呈现出来的。对他人感知为理想化的，或者是感知为贬低迫害性的，都具有偏执-分裂心位的特点。偏执-分裂心位的整合水平体现了幼年内化客体关系质量的水平。

科恩伯格相信幼年内在客体关系会发展为本我、自我及超我的人格结构。内化客体关系的问题，会影响正常人格的发展，导致各种形式的心理障碍和精神疾病。

科恩伯格把本我、自我、超我心理结构的形成视为一系列的发展阶段。

这是科恩伯格的经典精神分析、自我心理学、客体关系理论三个精神分析学派的整合视角。而他的取向侧重于客体关系理论。

（5）内化的道德价值观水平：道德价值观指心理结构的超我部分。它是幼年内化的自体与客体表象形成的结果。是否能够遵守社会公序良俗的习惯反映了内化的道德价值观。过度的实用主义是人格障碍的一种表现形式。反社会行为是超我病理的最极端形式。

（6）攻击性水平：弗洛伊德认为人有两种基本的本能，生本能和死本能。生本能是力比多生理性的需要，其核心情感是性动力，是成长的动力。死本能的核心情感是攻击性。

攻击性的强弱反映了人格水平的质量。暴怒是攻击性最基本的情感。并进一步分化为仇恨、嫉妒、愤怒以及易激惹。

攻击性的强弱与遗传、幼年客体关系中死本能经由投射认同产生的“被迫害幻想”水平，以及父母的照应水平等因素相关。

我们可以根据科恩伯格移情焦点疗法（TFP）的观点分别对人格的四个不同水平做一个描述。

正常人格组织水平：有对自体与客体的整合感觉，对工作休闲的投入。使用更加高级的防御，具有适应性、灵活性。有对自体和客体的准确感知，对现实社会标准的同感共情，可调整的愤怒，合适的自我决断。稳定的、独立的、个体化的自我价值。与他人有持续的深入的关系，有温柔和谐的性亲密，有协调的人际关系。

神经症性人格组织水平：有对自体与客体的稳定感觉，对工作休闲的投入。使用神经症水平的防御，有对自体与客体的准确感知，对现实社会标准的同感共情。压抑攻击，愤怒爆发后内疚，过分内疚的情感。在处理自我方面有一些僵硬，在适应性中表现出刻板。有一定程度的性压抑，或者在整合性与爱上有困难。与他人有深度关系，对特殊他人有特别的聚焦性的冲突。

边缘性人格组织水平：有对自体与客体的不连贯感觉，对工作休闲缺乏投入。使用原始的防御机制，对现实社会标准的同感是变化的，缺乏细微的机智，会直接攻击自己、攻击他人，有严重的内心仇恨感。有前后矛盾、冲突的价值系统，没有能力达成自己的价值观，对特定价值观有明显缺失。有麻烦的人际关系和混乱的或者没有性的关系。内在混乱的关系工作模式，恋爱关系上有严重困扰。

精神病性人格组织水平：意味着在边缘人格特征基础上更加严重的水平。

从精神科的精神疾病诊断视角来看人格，精神疾病诊断视角的各种人格障碍简述如下①。

（1）特质水平：如敏感、内向、抑郁、强迫性、焦虑性、抑郁情绪。

（2）神经症水平：焦虑症、恐惧症、强迫症、抑郁症、躯体形式障碍。

（3）人格障碍水平：DSM-5 把人格障碍归为 ABC 三类。

A 类人格分三种：偏执、分裂样、分裂型，其共同特征是古怪或多疑。

偏执型人格障碍者：有强烈的被坑害感，认为其他人都与自己作对。

分裂样人格障碍：他们多半害怕与人亲近，沉默寡言，沉浸在白日梦中。

分裂型人格障碍：古怪的表现，如魔幻思想、超视、关联感。

B 类人格分四种：反社会、表演、自恋、边缘，其共同特征是情绪化、反复无常。

反社会型人格障碍：低焦虑，无视道德社会规则法律，我行我素。

表演型人格障碍：认为自己会得到所有人的喜爱。

自恋型人格障碍：认为每个人都应该赞美自己。

---

① 美国精神医学学会. 理解 DSM-5 精神障碍［M］. 夏雅俐，张道龙，译. 北京：北京大学医学出版社，2016：233.

边缘型人格障碍：一种人际关系、自我形象和情感不稳定以及具有显著冲突的普遍心理行为模式，经常在高度自信与觉得非常糟糕之间转变。

C 类人格分三种：回避、依赖、强迫，其共同特征是焦虑或害怕。

强迫性人格障碍：不容忍不完美存在，发现自己和外界的不完美会期待去解决它。

依赖型人格障碍：认定自己无法一个人生活。

很多人存在两种以上的人格障碍，这被称为“多重人格障碍”。有25%~50%具有某种人格障碍的人，也具有另一种人格障碍。

精分快疗应用提示：

（1）精分快疗给心理咨询工作提供了工具性功能。例如，当在咨询的前几次了解了来访者基本情况后，在确认现实冲突及症状的过程中，具有初、中水平精神分析知识的咨询师可能会有技术理论上的需求，这时候可以翻开本书去寻找相关章节帮助评估。

（2）我们可以根据经典精神分析弗洛伊德理论的人格结构本我、自我和超我的平衡水平，即一个人的自我适应环境的水平来评价一个人的人格成熟度。它非常简单且好记好用。自我功能能够平衡本我的力比多驱力和超我的道德良心要求，去适应现实环境，内心（潜意识及意识）中没有明显的冲突造成社会适应的问题，人格就是基本成熟健康的。

（3）参考整合学派权威科恩伯格的人格四个分层及六个特征去考虑人格评估问题。

（4）人格评估诊断部分不是精分快疗解决现实冲突及症状必须掌握的部分。或者说没有掌握人格评估诊断技能，也能用精分快疗通过化解现实心理冲突去改善现实症状。但是可以随着学习的逐渐深入去了解掌握它。更丰富的心理学人格知识对心理咨询师的胜任力是非常有益处的，特别是对解决问题走向判断的能力上。没有掌握人格评估知识及能力，可以用精分快疗通过化解现实冲突解决现实心理问题。有了人格评估的知识，解决问题的视野会更深远，心中更有数。但必须清醒地知道，这是两个层面的工作。现实冲突引发的病症可能会“短、平、快”地解决，但人格水平的调整是一个长期的过程。

3. 发育（成长）

弗洛伊德人格发育的五个阶段：口欲期、肛欲期、性器期（俄狄浦斯期）、潜伏期、生殖期（青春期）。①

①口欲期：0~1 岁

弗洛伊德认为，从出生之日起，作为性感带出现的，并向心灵提出力比多需求的第一个器官是口腔。婴儿固执地坚持吸吮，证实了早期阶段追求满足的需要，尽管这种满足是源于摄取营养并由它所引起的，然而却是努力去获得超出营养的快感，为此，可以把它叫作性。

解释一下弗洛伊德的观点，他认为婴儿在一岁以内的吸吮不但是为了满足营养需要，而且是为了满足快感需要，这种快感是性色彩的满足。

②肛欲期：1~3 岁

弗洛伊德认为，在口腔进食时，能被清楚地看到的重复情况，在幼儿排泄上也会重复出现。因此他推断幼儿在大小便的时候，也体验到了类似的快乐，并认为肛门排泄所体验的这种快感，也是性意义上的满足。

---

① 车文博，郭本禹，常若松. 弗洛伊德主义新论：第一卷［M］. 上海：上海教育出版社，2018：260-265.

③性器期（俄狄浦斯期）3~5 岁

弗洛伊德认为，在前面的口腔期和肛欲期力比多主要贯注于自体的各部位，以获得肉体快感。可谓之自体性欲满足或原发性自恋。在此之后，力比多转移贯注于外界对象开始他恋，第一个目标就是家庭中的异性亲长。

在这个阶段，儿童表现出对自我及异性的生殖器官的强烈兴趣，他们敏锐地注意到其间的差异，甚至感觉到摩擦触动生殖器带来的快感，这便是最初自慰行为的由来。对于男童、女童而言，他们各自羡慕对方的性器官，由于性状的差异，产生了不同的心理效果。男性产生了阉割情节。由此深深地根植于他们的潜意识，对以后的人格产生了重大影响。具体来说就是惧怕失去男性特征和蜕变成女性。女性产生阳具妒羡，为自己没有男性那样显露在外的雄性生殖器而自卑。在成年以后，几乎所有女性都承认自己或多或少存在对男性的依赖感，希望自己变成男人。这即由阳具妒羡衍生而来。

同时在性器期，儿童流露的另外一种强烈倾向，便是把双亲中异性的一方假想成自己的性对象，从而对另一方产生仇视心理。一般来说，男孩在接受母亲的爱抚和温柔的同时，希望独占并对任何与自己分享母亲的异性产生抵触情绪。女孩则由于先天的阳具妒羡产生强烈的自卑的同时，对父亲强大的形象印象深刻，于是存在一种崇拜心理，不允许母亲接近父亲。弗洛伊德把仇视父亲亲近母亲的行为称作“恋母情结”，或称为“俄狄浦斯情结”。把仇视母亲亲近父亲的行为称作“恋父情结”，亦称为“伊莱克特拉情结”。

弗洛伊德认为，恋母情结和恋父情结在儿童性心理发展过程中是普遍存在的。它们被压抑在潜意识中以后，不但可表现为母子或父女间的乱伦、性变态，而且可能成为各类精神疾病，包括神经症、精神分裂与内源性抑郁症等的心理根源。

④潜伏期：4~12 岁

伴随着身体各方面机能的成熟，儿童的好奇心和求知欲得到强烈的释放。肢体的完善使得他们有能力把注意力集中到观察丰富多彩的世界上，在此期间对性的需求逐渐降低。同时由于社会道德规范开始在儿童意识中逐渐形成，由此产生了自我羞耻感。也有研究强调羞耻感是作为婴幼儿性欲好奇心的一种表达，或者是作为超我的一种衍生物以及俄狄浦斯情结遗留而存在的。在以后的数年间，大多数儿童会忽视性别上的差异，在一起玩耍学习，由此原来强烈的性欲受到压抑，被暂时搁置。

⑤生殖期（青春期）：12~20 岁

人格发展的最后阶段相当于青春期。此时个体生理上逐渐发育成熟，力比多的发展再次进入高潮，生殖区成为主要的性敏感区域。无论男女，随着各种生理机能的成熟，尤其是性器官的发育完善，原本潜藏的性欲望突然萌发。儿童期积累的自恋心理虽然可能产生效应，但此时更多的是追求异性的爱恋，这也就导致了两性的结合、生殖的产生及人种的延续。在潜伏期过渡期间，男生一般会逐渐亲近父亲向父亲学习，而以近似女性为耻；女生则大多与母亲亲近，在生活中模仿母亲。这样“恋母情结”和“恋父情结”得以终结。

生殖期以前的各阶段可以总称为“前生殖期”，其主要特点是性欲不直接与生殖关联。而经过潜伏期的低潮之后，性欲开始朝着生殖这一生物目标飞速发展，因此，其性感带或催情区便直接集中指向生殖器官。

弗洛伊德认为，从这个时候开始，性生活终于以常态的形式出现，并以一种崭新的性目的把以往所有单一的、部分的性冲动联合为一体，以达到完整的性满足，各个性感带都属于生殖区这个主要目标。

梅兰妮·克莱茵（Melanie Klein，1882—1960），女，奥地利精神分析学家，儿童精神分析研究的先驱，精神分析客体关系学派的开拓者，客体关系之母。克莱因认识到弗洛伊德儿童心理发展阶段概念的局限性，而提出了心位的概念。

儿童发展源自两种心位[①]：偏执-分裂心位和抑郁性心位。在人的一生中，人不断地、反复地从偏执-分裂心位发展到抑郁性心位。它包含着贯穿一生的客体关系焦虑和防御，也就是说个体在后期所遇到的问题，如俄狄浦斯情结、焦虑和神经症性防御，都可以在防御性的偏执-分裂心位和抑郁性心位的关系模式中找到根源。

两种心位的发展时间：

偏执-分裂心位：从出生到出生后第四个月。

抑郁性心位：从出生后第五个月开始到一岁左右，婴儿进入抑郁性心位。

克莱因认为，在正常发展中偏执-分裂心位在很大程度上都要被抑郁性心位超越。在这个过程中，客体关系的方式构成了人格结构的基础。

克莱因的两个心位发展观，对于诠释人的偏执-分裂思维如何进入成熟的思维非常有价值，它意味着人格的发育成熟。它可以从现实的心理问题去追溯过去，从而简单清晰地看到幼年的根源。虽然克莱因的理论著作描述得非常细腻且复杂难懂，但是抓住偏执-分裂心位与抑郁性心位这两个概念，把它们当成认知模型去诠释当下的心理问题是非常简明实用的。

克莱因的理论精华会在口诀中的“心位认同加关系”的诠释中详

---

① 迈克尔·圣·克莱尔. 现代精神分析“圣经”——客体关系与自体心理学［M］. 贾晓明，苏晓波，译. 北京：中国轻工业出版社，2002：59-60.

细描述。

科恩伯格，1928 年生于奥地利，是当代精神分析前三个学派非凡的整合者。

科恩伯格是一个经典精神分析、自我心理学及客体关系整合取向的集成者，他的理论与玛勒发展理论是相关的，也是一致的。科恩伯格认为儿童人格结构发育的建立是通过内化客体关系的一个连续性过程。客体关系单元是由一个自体再现、一个客体再现及一种感觉（情感倾向）组成的。通过内化过程，这些单元整合起来并逐渐结合巩固成为自我、原我及超我的结构。

内化过程（或是从环境中获取关系）有三个层次①：内摄、认同及自我认同。它分为从出生到 1 个月，婴儿的自我表象与客体表象完全处于未分化的融合状态。2~8 个月，其特征是婴儿形成了一个较稳固的自体—客体表象复合体。6~8 个月开始到 18~36 个月结束，其特征是自体表象与客体表象分化、自我与非我分化。2~6 岁，其特征是与愉快情绪相关联的“好”的自体或客体表象和与攻击性相关联的“坏”的自体或客体表象被整合成一个整体，同时形成稳定的本我、自我、超我人格结构和自我身份。整合好的超我进一步促进了自我身份的整合与巩固，而自我身份又随着内在客体关系的再调整而得到更进一步的完善。

科恩伯格认为，内在客体关系带来的心理结构形成是一系列的发展阶段。正常发展的失败会导致各种形式的心理障碍或精神病理。具体发展详细过程如下五个阶段。

阶段一：

发展的最早期阶段包括生命的第一个月。在这个阶段很少发生能影

---

① 迈克尔·圣·克莱尔. 现代精神分析“圣经”——客体关系与自体心理学［M］. 贾晓明，苏晓波，译. 北京：中国轻工业出版社，2002：165-173.

响到人格结构建立的事，然后开始未分化自体再现及客体再现的逐渐形成。未分化意指自体再现和客体再现彼此融合在一起，而自体和任何客体之间没有有意义的区分。这个阶段的问题会在自体和客体再现欠缺发展上显示，以及之后无能力和母亲建立起一种正常的共生关系。这种和母亲间没有能力建立亲密关系的情形是非常严重的，我们称为“自闭性精神病”。

阶段二：

第二阶段从婴儿的第二个月到大约六或八个月大。这个阶段的特征是建立并巩固“好”的自体客体再现单元。在这个阶段中，婴儿从母亲那儿所得来的愉悦、满足经验乃建构出和客体（母亲）种种意象融合的自体种种意象，而这些意象联结着愉悦的感觉。

这些就是自我将形成的“好”的、未分化的自体、客体单元。在此同时，愉悦经验建立“好”的自体、客体再现，挫败经验则建立“坏”的自体、客体再现，而产生痛苦的、令人挫败的及愤怒的经验。在此阶段，“好”的再现和“坏”的再现借由原始分裂机制彼此分隔开来。当自体意象在“好”的自体、客体再现中和客体意象分化开来时，第二阶段即结束。也就是说，这些自体-客体意象分化为自体意象而和客体意象分别开来；它们偶尔会重新融合成自体-客体意象，然后再次分化。“坏”的自体-客体单元在此阶段尚未分化，而婴儿把它们推向心理经验的边际，在那里它们是第一意义下的“在那里”（outhere），或是一个“在自体之外”（outside the self）的世界。

科恩伯格有关发展阶段的第二阶段是和玛格丽・S. 玛勒的共生阶段部分重叠在一起的。

阶段三：

第三阶段大约在涵盖玛格丽・S. 玛勒所描述的分离与个体化阶段

的相同期间，即6~8个月开始一直到18~36个月时完成。此阶段的开始是在核心“好”的自体、客体再现中自体再现和客体再现间的分化完成时，且包括在核心“坏”的自体客体再现中自体再现与客体再现间分化开始时。

简言之，此阶段的特征是自体和客体再现的分化，即在自体和非自体划清界限时，“好”的和“坏”的自体再现与客体再现在开始时是分开来同时存在的，然后逐渐整合在一起。阶段三的结束在“好”的和“坏”的自体再现终于整合成为整合的自体概念（integrated self-concept）时。这时也发生“好”和“坏”的客体再现整合为“全体”客体再现，即客体恒常性（object constancy）的达成。

分裂的使用以便把“好”的和“坏”的分别开来，这在此阶段是正常的。这就是孩童保有其和母亲间理想且好的关系以避开令人挫败和坏的（东西）污染的方式。正常小孩会渐渐减少其对分裂的使用，但边缘人格则会继续利用分裂机制以保护其脆弱自我免于产生令其混乱的焦虑情绪。自体意象和客体意象间的分化对建立稳定的自我界限会有所建树，它会继续是脆弱和变动不定的。这时候尚未有整合的、充分的自体意识或对他人有整合性的概念，所以这仍然是一个“部分客体关系”的阶段。固着在这一阶段或者有病态性退化达到这个地步就决定了其边缘性人格组织的形成。

阶段四：

第四阶段开始于出生后第三年的较后面部分而持续到整个俄狄浦斯期，这大约在出生后第六年时结束。这个阶段和玛勒的实践期、和解期及客体恒常性阶段重叠在一起。

此阶段的特征是把部分意象整合为整体意象。“好”的孩童自体意象带有愉悦感觉，而“坏”的自体意象则带有攻击感觉，二者会合并成整体自体系统。类似地，带着愤怒感觉的“坏”客体再现是和带着愉悦感觉的“好”客体意象（母亲）一起的；孩童现在具有一个整体的且符合现实的母亲再现。自我、超我和本我被聚集成此阶段中的内在心理结构。自我认同、种种认同和内摄的整个组合在第四阶段中建立起来。客体再现的内在世界越来越组织良好且被了解；兄弟、姊妹、婶婶、叔叔对孩童而言变得具有某些意义了。

潜抑机制在此阶段变成自我主要的一个防卫操作。从此点开始，潜抑把本我和自我分离开来，本我作为心理结构在此阶段才真正存在。这样的整合陈述意味着一个自我和本我所发展出来的共通根源。因此，就科恩伯格而言，自我结构似乎先于本我结构，这在根本上改变了弗洛伊德古典精神分析认为本我先于自我存在的顺序。科恩伯格对此一顺序的翻转来自他强调客体关系以及环境对自我结构形成的重要性。某些自我功能需要呈现出来以和环境中的客体关联起来。

当潜抑越来越普遍而本我越来越有组织时，那曾经对孩童的意识易于接近的原始要素被潜抑并保留在本我的潜意识部分里。因此，强烈的感觉（可能是无法控制的大发脾气以及原始的黏附感觉）如同没被接受的内化客体关系，也被潜抑，而这更进一步对本我的整合有所贡献。这些困扰人的自体意象和客体意象单元，带着其破坏性的感觉，仍处于本我或潜意识中，除非它们在一个深度的退化或心理结构的崩解期间回复到意识中来，就像在“精神崩溃”中一样。在阶段四当中也会有超我作为独立的内在心理结构的整合。科恩伯格跟随贾克生提出了一个超我发展的三层级架构。最早的超我结构是衍生自敌意的、不符现实的客体意象的内化。这些具虐待性的超我前身可对应克莱因的原始性、虐待性超我以及费尔邦的反力比多客体。如果一个小孩曾经历过强烈的早期挫败及攻击，他就会有较强烈的、较虐待性的超我前身。超我结构的第二层次来自自我的理想自体和理想客体再现。孩童的超我必须把这些向往的、神奇的、愉悦的再现和较攻击性的、较虐待性的前身整合起来。此项整合会修正并调和处理这些绝对的、幻想式的原始理想以及虐待性前身。它同时也进行下列过程，即自我已然开始修正并整合内化客体关系的原始力比多及攻击特质。超我形成的第三层次是对那比较符合现实的需求和俄狄浦斯期间父母的禁制之间的内化与整合。

阶段五：

科恩伯格的第五个阶段是在孩童后期及完成超我整合的时候开始的。超我和自我间的对立或冲突减少了。当超我整合完成时，它促使自我认同更进一步整合与巩固。自我认同会在内在客体再现的情形下借由和外在客体的重新形塑经验这一过程继续演化，且这些内在客体再现会在和真实人物相处的经验下被重新形塑。这些经验进一步形塑其自体概念。

精分快疗应用提示：

（1）在咨询中遇到一生发展阶段的任务相关问题的时候，笔者更多地会去参考埃里克森的阶段划分，去弄清楚来访者的那个阶段所面对的困惑与现实冲突的关系。

（2）克莱因的两个心位是非常好用的概念。它是一种思维状态和健康水平的描述，现实可以根据它评估一个人的人格成熟度水平，即越接近抑郁心位则越成熟。例如，一个人看不到别人的优点，或者原来可以看到，当遇到问题的时候一下子就全否定了对方，这种状态用偏执-分裂心态来诠释非常好用，没有灰色区域，非黑即白。用它去启发来访者要学会在别人的问题中去整合别人的好处（婴儿从偏执-分裂心位整合到抑郁性心位的过程），能够辩证地把对方看作带着问题的“好人”，而不是应该完全否定的“坏人”。能否去辩证地看一个人是自我心智化水平成熟度的表现，也是心理成长的重要内容。因为从克莱因的理论视角看，从偏执-分裂心位到抑郁性心位就意味着人格层面的心理发育相对成熟。当然，即使是正常人也会存留一些非黑即白的偏执-分裂思维，只是程度问题，关键看它是否影响社会功能。

科恩伯格的发育视角是一个整合性视角，它对咨询师减轻精神分析各学派相同题目（如发育过程及时间）不同观点的困扰有帮助。它整合了经典、自我心理学以及客体关系，而偏重于客体关系理论。可以让我们整合地去思考来访者发育的过程。他描述的内摄、认同、自我认同三个水平，也很容易让咨询师理解一个人问题的形成及内化的过程。当对于幼年的发育过程感觉到各学派理论时间观点不统一的时候，看科恩伯格的总结会更清晰。

4. 防御

防御是从短程心理咨询的需要出发，摘选出常用的精神分析防御机制的精华部分。①

成熟的防御：

预控：把事先的准备和计划作为处理潜在压力情境的方法。

压制：压制是指有目的地、适应性地搁置某种特定的想法或情绪，直到能够采取建设性的行为。这种防御和压抑、抑制及否认不同，因为它是有意识的，而不是潜意识的。笔者理解它类似于遇到难题的时候，

① 伊芙·卡丽格，奥托·F. 科恩伯格，约翰·F. 克拉金，等. 人格病症的心理动力学疗法［M］. 钱秭澍，卢璐，译. 北京：人民邮电出版社，2019：24-31.
葛林·嘉宝. 长程心理动力学心理治疗：基础读本：2版［M］. 徐勇，任洁，吴艳茹，等译. 北京：中国轻工业出版社，2017：39-44.
南希·麦克威廉姆斯. 精神分析诊断：理解人格结构［M］. 鲁小华，郑诚，等译. 北京：中国轻工业出版社，2016：105-154.

先放一放再处理。

禁欲：弗洛伊德认为“禁欲是避免跟人们接触”。因为内在冲突是由快乐的动机造成的，因此禁欲是努力地降低甚至消除期待快乐体验的机会。笔者认为它不单指性欲，而是指个体方方面面的需要、期待。

还有，禁欲要取得本我、自我、超我的平衡，进入内心低冲突区域是关键。

利他：让自己服务于他人的需要超越了自己的需要。利他行为既可以为自恋服务，又可以成为取得巨大成就和对社会做出建设性贡献的动机。赠人玫瑰，手留余香。爱情的核心特质是利他而不是索取。在家庭关系和人际关系中，使用利他机制的、为他人着想的，关系都会比较和谐。反过来索取的就抱怨多，关系问题也多。当然利他在使用的过程中把握好边界也很重要。

预期：通过对将来的成就和成功进行计划和思考而延迟即刻的满足。例如，高考备考的过程非常紧张、痛苦，压力很大、时间很长。但如果是有预期的坚持，让自己在困难中看到光明，就会力量倍增。知道其结果是给自己未来打开了一扇大门，能够让自己人生的幸福站在更高的起点上。这样在高考备考中，带着预期去应对困难，会让自己内心自我效能感增加。

升华：通过升华作用，社会所禁止的需要、期待，会以社会认可的形式表现，本质是社会适应性的提升。如当原始欲望和道德约束以及社会环境之间产生冲突时，升华可催生富有创造性、健康的、易于被社会接受、良好的防御行为。我们可以把刷短视频看帅哥美女、年轻人喜欢的派对，看作性欲望升华的释放，把足球等体育比赛看作人攻击性本能需要的升华表现形式。

还有，孩子在孝敬父母的过程中常常会遇到各种各样的麻烦、困难，如果从升华的角度，不去抱怨，而把这些问题当成修行和行善的过程，通过它可以磨炼意志和考验诚心，从而提高自己的境界，给子女树立榜样，改变家风。笔者认为这就是把生活中的困苦升华了，也提高了家庭关系健康的适应能力。

所以，凡是个体不被社会所接受的需要、期待，用一种可以接受形式的表达，都可以理解成升华的防御。

幽默：在困难的情境中发现喜剧性的或讽刺性的元素来减少不愉快的情感及个人不适。这种机制也允许个体和事件保持一些距离和客观性，以使个体可以思考到底发生了什么。通俗地说，就是用幽默的形式来避免痛苦。

记得美国前总统小布什有一次开新闻发布会，有人不满，脱下靴子扔了过去，鞋从小布什的头上飞过去。作为一个总统遇到这种场面应该是非常尴尬的。但是小布什处惊不乱，鞋擦头而过的时候，他机敏地指着鞋说："这鞋肯定是 42 号的!"他的幽默让尴尬的场面出现了笑声。他运用的就是幽默的防御机制，从而化解了困境。

补偿：心理防御机制的一种，是指当个体因本身生理或心理上的缺陷致使目的不能达成时，改以其他方式来弥补这些缺陷，以减轻其焦虑，建立其自尊心。

"补偿"的概念。因为每个人天生都有自卑感（如幼年时候自己比较弱小，感觉别人比自己高大、强壮、漂亮、美丽、聪明、被喜欢，所以产生了自卑感），而自卑的体验又使个体产生了"追求卓越"的动机，为满足个人"追求卓越"，所以会用"补偿"的方式来力求克服个人的缺陷。使用什么特质的补偿方式去克服个体独有的"自卑感"，便构成了阿德勒理论取向描述的，个体独特的人格类型的成因。补偿有以下三种形式。

第一种是积极的补偿（属于健康防御）：指以适合的方法来弥补其缺陷。例如，古希腊的演说家笛莫斯安思为了克服口吃，将石子含在嘴里练习，去纠正讲话的毛病，结果他克服了口吃成为知名的演说家与辩论家。在现实生活中，有的人长得其貌不扬，但是他却开动脑筋天天思考如何去出人头地，结果其事业有成，补偿了自卑、幼年贫穷的创伤阴影，让他去奋发努力成为一个成功者。

所以在创伤性的体验中，通过合理补偿的防御机制可以让自己重新建立自信、自恋、自尊、自我价值感。这是一种积极健康合理的补偿。

第二种是消极补偿（属于不健康防御）：个体所使用的补偿方法，反而带来更大的伤害。

例如，有些人遇到工作生活中的压力不能适应，内心焦虑、困惑，有的学生在学习中遇到压力挫折，成绩下降伤害了自尊，都可能通过疯狂地购物或沉迷在游戏中赢得分数来补偿自尊。之所以是消极的补偿，是因为这种补偿的形式并不能真正地起到补偿的作用，反而会让自己陷入新的内心冲突中。

第三种是过度补偿（属于不健康防御）：如有的人在婚姻的经营中失败，会转而用过度控制的检查锁门、煤气水电开关和洗手的形式，来无意识地补偿过去失败感。

神经症性的防御：

压抑：弗洛伊德认为“压抑本质上不过是回避”。所以，压抑的本质是潜意识的遗忘或忽略，它可使人从意识上远离烦恼。当某种需要、期待、观念、情感、认知会引起焦虑和痛苦、从意识上难以接受时，就有可能产生压抑。如内在心理或外部刺激令人烦恼或无所适从，就会被压抑进潜意识。值得注意的是，只有无法接受的想法或冲动，阻断它们进入意识才称为压抑，前提是无法接受。弗洛伊德发现在创伤性的体验中存在大量的压抑，比如遭受强奸或虐待的受害者，会在事后难以回忆起当时的情境。创伤后应激障碍患者也有大量压抑的情形。个体如果在潜意识中对某个人不满，可能会想不起来他的名字，也可称作压抑。因为想起他的名字意味着他会进入意识，便会引起烦恼。压抑的对象，适用于所有的心理成分，包括情绪体验及相关的幻想和愿望。它已成为一种基本的自我防御机制，自动处理着人们日常生活中不计其数的焦虑。

内摄：内摄是将外部信息归为内部的心理过程。好处是，通过内摄可对重要的人形成原始性认同。如幼儿会惟妙惟肖地仿效生活中重要客体的态度、情感和行为。内摄在使用不当时，会产生高度的破坏性。病理性内摄最典型的例子便是与攻击者认同。如被霸凌的学生通过内摄不好的行为，也成了一个霸凌别人的人。非防御性形式的内摄是正常发展的一部分。通俗地说，内摄是认同、内化（自我认同）、人格形成三步开始的第一步。

认同：通过变得像一个人而内化那个人的特征。

弗洛伊德认为有两种认同，即非防御性认同与防御性认同。他认为很多的认同行为同时包含了两种成分，直接吸收爱的客体（非防御性认同），同时以防御为目的而模仿恐惧的客体（防御性认同）。他认为前一种认同只是单纯地想成为和被仿效者一样的人。例如，妈妈温柔又善良，我想成为她那样的人。后一种认同是客体的权势威胁所产生的防御性反应。例如，我害怕妈妈因为我不乖而惩罚我，如果我成为她那样的人就可以拥有像她一样的力量，就不用怕她了。后者是防御性认同，为了降低自己的恐惧而认同。

心理咨询师和分析师使用“认同”一词时，意在形容一种成熟、刻意，但多少带有潜意识的希望成为某人的过程。这种能力的发育包含一系列由婴儿期的内摄和更为隐晦、精确、主观地吸收他人性格特征的过程。认同过程贯穿终生，并且持续进化和修整，成为心理发展的情感基础。

认同本质上是中性的，它的好坏取决于所认同的对象。心理咨询和治疗最主要的工作，正是识别来访者过往和目前所出现的认同所导致的问题，也许这些认同在过去，曾有助于顺利地解决儿童期成长中的冲突问题（防御性认同），但如今却成为矛盾的来源（因为过去的不良认同）。

对新的爱的客体的认同，或许是人类走出痛苦情绪的主要途径，这一途径也是所有派别心理咨询与治疗希望达成的目标。相关的对治疗过程反复的研究证实，在咨询进程中，咨询师的情绪品质与治疗效果的相关程度远高于其他因素。这是咨询技术中所讲的“咨询师人格对咨询效果影响”的重要性。强调咨访关系的重要性（其中包含认同的作用），超过了强调解释的作用。而解释曾一度被视为精神分析治疗的首要因素。笔者的看法是，心理咨询治疗师的人格品质的影响（自体、客体功能）及咨访关系的信任水平也很重要。因为，它涉及了咨询人对新的客体的认同是否健康，以及自体向什么方向成长。

青少年崇拜偶像，可以是努力适应即将到来的、复杂的成年人生活的自然反应。这种现象亘古不变。西方当代青少年对英雄偶像的失望，与最近数十年青少年自杀率显著上升可能不无关系。这里面也有社会性认同带来的问题。

置换（移置、转移、迁怒）：指将驱力、情感、关注或行为从初始目标客体转向其他客体。因为若将其施加于前者，将引发焦虑。例如，家长在工作中受了领导的气，回家把气撒在孩子身上。

情感隔离：将情绪从认知中剥离开来是个体应对焦虑和痛苦的一种方式。更确切地说，伴随体验的情感部分，可从认知整体中游离出来，不去理会情感的部分。情感隔离具有许多实际的价值。外科医生如果时刻挂念患者的痛苦或在手术中产生厌恶、怜悯的情绪，就无法有效地医治病患，所以外科医生和经常遇到情感困扰的人一样都需要运用情感隔离去保护好自己的心态。否则，他们天天经历情感困扰，会让人抑郁。情感隔离涉及记忆，不一定是面对现实。

理智化：它与情感隔离是一类的防御机制，是把情感用理智隔离开来的高级版本。是个体在可怕的东西进入意识前，抹去情感内容的行为。使用情感隔离防御的个体表现为置若罔闻，而理智化的个体会处事不惊地谈论感受。例如，他们会说“嗯，那件事，我自然是很生气的”，说话的语调随意且平和。在心理咨询中，理智化的来访者会用单调的语气叙述自己的经历，而非伴随着情感的倾诉。再比如，一个不愿意离婚的人，却平静、按部就班地去办理了离婚手续，都是使用了理智化的防御机制的表现。

情感隔离与理智化防御的异同：理智化处理过度情感的方式与情感隔离应对极度刺激的方法相同。情感隔离是忽视情感部分，理智化是用理性去面对过滤情感部分。情感隔离遇到了应激好像没看见，所以不会有情绪波动，理智化是认真地面对，用充足的理性把应激的情绪过滤掉。情感隔离的防御谁都可以使用，理智化防御需要强大的自我力量，这样才能让个体在消除消极情绪中保持理性，并能在确认情感获得妥善处理之前，保证理性思维持续有效地运行。当个体面对压力时，有足够的理智应对，较少的冲动，是成熟的重要标志。

合理化：为无法接受的态度、信念或行为寻找正当的理由，以使得更易于承受。阿 Q 精神就是典型的合理化。这种防御使个体身处劣势，但较少怨言。它过度使用也是有害的，如父母打骂孩子，并将其合理化为是为了孩子好。

性欲化：人们可能会经由潜意识，将恐惧、痛苦或其他难以接受的感受，随时转换为性的兴奋。我们将这一过程称为性欲化或色情化。它是赋予一个客体或行为性的意义，使得一个消极的体验变成一种令人兴奋和刺激性的体验，以回避与客体有关的焦虑。例如，来访者在咨访关系中，有的会把这种性欲化投射到咨询师身上，这样来访者会无意识地防御了咨询的进程，转移和避免了自己可能的痛苦。

生活中，性欲化也常作为人们的应对方式来调节生活的烦恼。性欲化通常以付诸行动的形式出现，或被认作付诸行动的亚型。

反向形成：将一种无法接受的愿望或冲动转化为相反的形式，也可以称之为否认情感的矛盾性。传统的反向形成，包括正面与负性情绪的相互转换，如由恨转爱，崇拜变成蔑视，或嫉妒变成吸引。还有，现实中教授的孩子不爱学习，农民的孩子执着地研究学问成为学者，实用主义看人下菜碟的父母，孩子却非常重视亲情，或者反过来。这里面都有反向形成的无意识防御。

抵消：通过说明、澄清或做相反的事情来努力地抵消由以前的言行所带来的，性的、攻击性的，或羞耻性的情形。即个体在意识中指望通过某些言行，去消除过去通常是内疚或羞愧的情感，从而达到心理平衡。例如，一位晚回家的丈夫，回家后却少有地去厨房洗碗，抵消晚回家的内疚感和歉意。

原始防御机制：

分裂：科恩伯格称其为原始型解离，是严重人格障碍患者运用的典型防御，形成于前语言时期重要的客体关系中，是个体倾向于区分对自体和对他人的，彼此冲突的体验。此类个体中，分裂几乎总是与相互解离有关，这种解离的对象是正面理想化的部分和负面破坏性的部分。这样我们看到的后果是，客体关系被体验为要么“全好”，要么“全坏”。

一边是充满爱意的、令人满足的、安全的，而另一边则是充满攻击的、令人沮丧的、骇人的。最典型的分裂就像克莱因所描述的婴儿那样，当母亲满足了他的需求时，他便把母亲体验为“好的”；当母亲不能满足他的时候，他便把母亲体验为“坏的”。同时，为了防止内心“好”与“坏”产生冲突，婴儿会用分裂（或者叫原始解离）的防御机制，将两种不同的体验区分开来，以避免两者相互冲突而产生痛苦的情绪。当然一个婴儿、孩童在他成长中的某个时段出现分裂解离是正常的，是成长过程中必然经历的自我保护形式。但是随着时间的成长，婴儿应该把它整合为成熟的“抑郁心态”。如果一个成年人一直维持着这种分裂和解离，便是严重人格障碍的一种防御表现了。

投射：对无法接受的内在冲动和感知的反应，误以为它们是来自外部客体的。由于缺乏足够的信息和理解能力，而无法完全了解他人时，我们都倾向通过投射自己的体验，来理解别人的主观世界。良性的、成熟的投射可构成共情的基础，投射的负面效应是导致可怕的误解和人际冲突。例如，一个男孩喜欢一个女孩，他对于喜欢这个女孩的表达存在焦虑，担心对方的拒绝会伤害自己的自尊。这时候他会把自己喜欢女孩的冲动无意识地投射给女孩，投射出是这个女孩喜欢自己，并找出这样那样并不恰当的理由来。

在亲子关系中，子女对父母的不满，从普遍现象来讲，既有父母和环境的局限不得已而为之的疏忽、错误，又有孩子本身在婴幼儿时期，因为自己弱小必然产生的压力、焦虑、恐惧，而投射给客体（父母）的结果。精神正常的父母故意残害孩子，造成孩子的被迫害感，不可能是普遍现象。也没有任何正统的心理学家把它描述为一种普遍现象。我们引经据典地诠释，有助于精分快疗在疏通亲子关系的积极赋意中应用。

投射的发生过程是潜意识的，自己并不能意识到投射动机及过程。与投射认同不一样，在投射时没有涉及投射目标的改变。

投射认同：它是克莱因最重要的发现之一，既是一种内心的防御机制，又是一种无意识的人际交流。是主体试图通过人际压力、投射外化，来消除掉自己内在的压力、焦虑和危险。即期待通过投射给外界的过程而使自己的压力、焦虑得到降低和修正。这个过程称为投射性认同。

（1）投射认同形成过程：在成长中，当弱小无力的婴儿把自己体验到的压力、焦虑、恐惧投射给客体时，他的感受会变好。比如说婴儿受到了忽视，他会怀疑自己不好，然后他会把这种怀疑自己不好的压力、焦虑、自责投射给妈妈，期待变成不是自己不好，而是妈妈不好，从而降低自己的压力感。期待用投射减轻自己的压力、焦虑、自责的体验。同时，投射认同的目的，也是期待客体给予积极的镜影，以便更好地降低自己压力和焦虑。

（2）投射认同的结果：在实际中，当婴儿真的把不能接受的压力、焦虑、恐惧投射出去后，会产生两个结果，其一，“好妈妈”觉察到了这种投射和期待，然后用积极的镜影去降低、消除婴儿投射的压力、焦虑、恐惧。这是客体对投射积极的认同。但是，这种情形发生的概率很低。其二，“坏妈妈”不能觉察到投射的期待，继续用原来消极的镜影应对婴儿，甚至认同了婴儿投射过来的压力、焦虑、恐惧，让妈妈变得比以前更焦虑、更“坏”，于是妈妈对婴儿的镜影就可能变得更糟糕。这样不但婴儿自己的压力、焦虑、恐惧没有降低，而且又强化了它们，让自己的体验更糟糕，这种情形几乎总会发生。所以投射认同的期待和结果总是会大相径庭，几乎总是会诱发更多的压力、焦虑和恐惧，进一步破坏了客体关系。

在亲子关系中，子女与父母的关系问题，与孩子在幼年时期发出的压力、焦虑、恐惧的投射，然后被父母认同进一步又破坏了关系有关。不能简单地认为它一定是父母单方面的问题，同时也与孩子对客体产生的攻击性幻想有关，客体关系理论把它描述为孩子对父母愤怒的主因。这些诠释都有助于精分快疗在疏通亲子关系的积极赋意中应用。

此观点源自投射认同的发现者克莱因，以及她的继承者比昂的观点和本书作者的整合解释。

否认：通过无视感官信息，回避难以面对的、外在现实的、意识层面的观察。否认就是掩耳盗铃，它是婴儿早期用于处理不愉快体验的一种方式，是拒绝承认负性体验的存在。否认也是所有人面对灾难时的本能反应。个体面对突如其来的灾难的第一反应通常是“啊，真的吗？不可能吧！”这源自儿童自我中心式的原始反应。这些早期的逻辑信念让儿童掌握了这样一个经验：“如果我不承认，这事就没有发生。”生活中多数人偶尔会用否认来抵御生活中的不快，许多人也频繁利用它来应对无法抗拒的压力。例如，某人很伤感，环境又不容许哭泣，那么潜意识会让自己否认自己的悲痛。在危急关头时，否认自己身处绝境有时可以救人于危难之中。

否认也常常会酿成恶果，如有人用无意识的否认，拒绝面对社会的法律法规行事。好像如此，便能神奇地没有麻烦发生。这样终究会让自己陷入非常被动的局面。

原始（极端）理想化（idealization）和贬低：在正常情况下，婴儿会对养育者理想化，以避免自己的焦虑等消极情绪。随着发育成长，对客体的理想化会逐渐退去。理想化是原始保护性幻想的表现，在此幻想中并不真正尊重这个理想客体，而只是需要以此客体作为保护来抵御周围危险。通俗地说，就是潜意识地把客体理想化来降低婴儿自己的焦虑和恐惧。如果这种理想化在成长中未能降低，在成人中也会表现出来。如在心理咨询中，有的来访者因为内心的深度焦虑会把咨询师理想化，以期待降低自己的焦虑水平。

理想化形成的原因：当婴儿在他无助无力、高度依赖客体的阶段，为了应对困境降低自己的焦虑，会发展出各种策略，如幻想、内摄、投射、否认、全能感、分裂、理想化等防御机制。婴儿在那个时间（不同的理论家对整合成相对成熟防御的时间有差异，如克莱因阐述的整合时间更早）具有这种防御方式是正常成长发展的过程，如果这些防御机制一直存在，并未发展出成熟的抑郁性心位的防御机制，就反映了成长中的问题。成人的原始理想化反映了一种边缘性人格的防御水平。

原始贬低：原始理想化防御将不可避免地导致原始性贬低的结果。因为人不可能十全十美，所以理想化注定带来失望感。理想化的客体越伟岸、越丰满，幻想的破灭也越彻底。自恋型来访者起初会对咨询治疗师奉承赞美，认为咨询治疗师是神奇的高人，等到这种极端理想化的幻想破灭，又会贬低咨询治疗师为平庸之辈，认为其耽误了自己。这种落差，使自恋型来访者与咨询治疗师的关系岌岌可危，无论先前的咨访关系多么融洽，都会瞬间会变得危机四伏。咨询治疗师这才意识到，被奉若神明，不过是坠入地狱的序幕。笔者认为这种原始性理想化带来的贬低，在亲子关系中也大量的存在。在父母尽养育责任的过程中，有些人总是会对父母充满贬低和愤怒，认为他们应该如何的理想化才是。殊不知，自己的父母亦是活在人世间的凡人，亦有他们的不得已，尽管是竭尽全力仍做不到理想化。自己的原始理想化不被意识到，这种贬低就难以消失。

与原始理想化相关不同的概念：

（1）弗洛伊德的自我理想化（ego ideal）：它指的是弗洛伊德视角

的自恋。他认为，婴儿出生后先是把爱的力比多投向自己，随着成长再将其投向客体，通常是母亲。如果投向客体的爱受到了挫折，向外的爱就会返回到继续关注自我。这种状态被称为“继发性自恋”，即病理性自恋。继发性自恋者在以后爱的选择标准中，因为没有建立对客体爱的经验，便不会以客体为标准，而是以自我为模型，继续将自我作为爱的对象，形成自我理想化。

（2）卡伦·霍妮的理想化的自我（idealized self）：它是一种神经症水平对自我焦虑的防御（原始理想化是一种边缘人格水平的防御），是一种自大的表现。霍妮指出，理想化的自我不同于有真正的理想①。通俗地理解，这种理想化自我有一种遥不可及实现不了的理想，是个体自大的表现，是对现实自我焦虑的安慰，是神经症性的防御。

（3）自体心理学的两个理想化。第一个，自体心理学认为婴儿从出生开始就有了对自己的理想化，即全能自恋感，也称为“全能理想化”。这时候的婴儿认为世界是以我为中心的，我是无所不能的。这种状态从出生持续到个体的自体感出现而形成了自我夸大、膨大感一极。它通过良好镜影的回聚夸大，而成为自体的雄心一极。第二，理想化移情需要（idealizing needs）。它是自体心理学理论人格成长的三个移情需求之一，是孩童需要依附于一个有担当、有责任感，能使自己平静并获得安慰的、情感稳定的照看者、客体，通常是父亲。即理想化移情的客体一极——父亲。

全能控制感：尚没有发育出完善的现实检验能力的新生婴儿，认为外界事物源于自己的内在控制。如果他们感到寒冷，而养育者也恰好读懂了他们的意思，并及时给予了温暖，那么前语言阶段的婴儿便会认为

---

① 许燕. 人格心理学［M］. 北京：北京师范大学出版社，2009：175-176.

自己具备控制外界的能力，能够随心所欲地得到温暖。相信自己能够影响周围环境，而具有自主能力是个体自尊的关键。这种感觉可能源于婴儿期的不切实际，但又是发育必然的全能幻想。当婴儿逐渐发育成熟时，这一幻想会降低级别，或转变为相信自己的养育者无所不能。而发育成熟的儿童终将无奈地接受现实，知道全知全能的人实际上是不存在的。人长大成人的前提是意识到人的局限性，颠覆婴儿期的体验。

如果个体一味追求并享受这种全能控制的感受，而将现实和伦理都抛在脑后，那么他的人格便已达到了病态的标准。

成人心中多少会保留一丝婴儿期的全能感，以焕发我们的胜任感和效能感。

付诸行动（行动化）：个体无法用语言表达的情感，通过不自觉的行为来表现的过程，是把潜意识的愿望或幻想付诸行动以避免痛苦的情感，变被动为主动；无论行动化的过程有多么艰难，都可能将无助和脆弱的感受转变为自主和力量的体验。我们因痛苦而忘却时，却又不经意间演示着我们忘却的。例如，一位来访者，当他面对成长所带来的困惑而恐惧、焦虑时，他会用自虐、夜不归宿的行动化来攻击父母及咨询师，期待让他人改变对自己成长的态度，变被动为主动，降低恐惧，所以它本质上也是阻抗。如父母没有在专业人士的帮助下认识到他的付诸行动，可能会说，好了好了，我们不继续做心理咨询治疗了，你随意就怎么舒服怎么来吧！

躯体化：若儿童未能在养育者的帮助下逐渐学习用语言表达感受，他们便可能倾向于用躯体形式（生病）或行动来替代语言。将痛苦情绪或其他情感状态转化为躯体症状，并将他的注意集中在对躯体的（而不是内心的）担心上。例如，一些人习惯性地在压力状态下，会表现出一些身体的疾病症状，如胃痛、心律不齐、容易感冒等等。

退行（退化）：退回到一个早期的成长阶段，以回避与当前有关的冲突紧张和恐惧状态。要注意，一般来说，它主要是潜意识层面的过程。通常有意识的行为不应该称作“退行”。如成年人故意装成孩子样不能称为“退行”。但是有些疑病症患者不顾咨询师的劝阻，反复唠叨与治疗无关的身体疾病，他们并没有意识到，他们正是以这种退行到早期的方式来防御现实生活的困惑，以保持他们被当作受宠的孩儿的状态。这种表现是自己没有意识到的，称为“退行”。

退行与疑病都可能构成个体的人格特征。在个体面对生活困境时，以退行作为核心应对策略，他们都可能具有儿童型人格的特质。

分裂样幻想：个体撤退到一个人独自的内心世界中，以避免与人际情境有关的焦虑。

精分快疗应用提示：

（1）只知道几个防御机制，仍然可以应用本书提炼的精神分析精华理论，来诠释疏解内心冲突缓解病症，因为精分快疗并不需要必须做到对人格水平心中有数。例如，可以用克莱因偏执-分裂的非黑即白概念，诠释看问题、人际关系处理的极端化问题。用弗洛伊德的“三我”理论的本我过大诠释自我中心没有同理心的表现；用超我过强诠释要求高、自责多、自尊低及强迫性人格的表现；还可以用自我功能弱来诠释现实的工作生活、人际关系适应能力的不足。用卡伦·霍妮的“三我”理论的理想化自我，来诠释好高骛远没有扎扎实实地做事造成的现实困境等等。

（2）精分快疗对于心理学知识的掌握是分层的。咨询师基础性地解决现实冲突及病症，不一定具备良好的人格评估知识技能。但是能够理解记住本书中的防御机制内容，可以更好地满足心理咨询需求，做到对来访者的人格整体及咨询的未来走向心中有数。

5. 依恋

依恋是个体与可以依恋的对象的持续联系，当个体感到脆弱或需要保护时，就会去寻找可以依恋的对象。

精分快疗把咨询人寻找和修复现实安全依恋的关系当成最重要的，先要解决的心理咨询内容。葛林·嘉宝认为："在心理咨询治疗的修通过程中，咨询人获得内心平衡的部分原因，是在新的依恋关系中建立的新的安全感，这种安全感会让咨询人以新的方式来看待事物。"① 笔者认为这个新的依恋对象是咨询师，更应该注意修通咨询人与家人的依恋关系，因为它是可以持久的。如果咨询人是未成年，不论父母是否会满足他们生理或心理的需求，孩子都会表现出对他们或照料者的依恋，甚至会依恋施虐的母亲。因为依恋是源于生物性的、渴望接近的愿望，是进化原则的产物。依恋是"从摇篮到坟墓"的终生现象。在现代国际上的心理动力学治疗中，也特别重视这种家庭依恋资源的发现和利用。

成年的咨询人个体在求助的时候，基本上都会伴随着退行的情形。当他们不能对客体有安全依附的时候，会把分离体验为对自己的威胁，出现失落、无力、弱小、焦虑、恐惧、愤怒，不顾一切地寻找消失的父母或可以依恋的对象。不能满足时会表现出绝望、悲伤和退缩等症状。

所以，在精分快疗的咨询中，首先寻找资源建立新的安全依恋、归属感是极为重要的。

精分快疗应用提示：

精分快疗所指的依恋，是以约翰·鲍比理论为基础的，更强调的是

---

① 葛林·嘉宝. 长程心理动力学心理治疗：基础读本：2版［M］. 徐勇，任洁，吴艳茹，等译. 北京：中国轻工业出版社，2017：218.

当下现实的有效安全依恋。因为这种安全的情感依附关系，会大大降低咨询人的应激情绪反应水平，即降低现实冲突、提高自我功能、改善病症。如果从改善自我功能和改善安全依恋的两个角度去做心理咨询效率权衡，笔者认为首先修复建立好安全依恋的关系，可以让心理咨询达到事半功倍的效果。这样也有利于改善自我效能感和自我功能以提高现实环境适应能力。所以，精分快疗非常强调，心理咨询中首先要修复来访者的现实安全依恋关系，建立现实的归属感。

6. 分离

玛格丽特·S. 玛勒（Margaret S. Mahler）①，是一位医师及精神分析师，1930 年，在维也纳开始孩童分析师的生涯。后到纽约，成为纽约州立精神医疗机构儿童服务部的一位精神专科医师。1950 年，开创性地把有关孩童期精神病用精神分析观点加以概念化。她的方法学基本上是针对母亲与婴儿间互动的观察，是关于生命头三年所发生内在心理事件的描述和整合陈述，对发展心理学和客体关系的研究是一个非常重大的贡献。或许她最适合被描述为发展心理学家。

玛勒认为，早期共生状态的未完成危机及残留物和分离过程及个体化过程都会终生地影响着关系。心理诞生是婴儿借由和母亲的分离个体化而成为个体的过程。这个分离和个体化过程大约是从 4~5 个月大一直进行到 30 或 36 个月。下面具体描述其过程。

发展阶段：

玛勒描述过婴儿的三大发展阶段：正常自闭期、正常共生期、分离与个体化。在分离与个体化期间，有四个次阶段。在这些不同的发展阶段中，会有很大的重叠产生，没有任何一个阶段是可以由后一阶段所完

① 迈克尔·圣·克莱尔. 现代精神分析“圣经”——客体关系与自体心理学［M］. 贾晓明，苏晓波，译. 北京：中国轻工业出版社，2002：111-127.

全取代的。发展阶段如下。

出生后 0~1 月是正常的自闭期。

出生后 2~4 月是正常的共生期。

出生后 4~36 月是分离个体化期。分离个体化又分为四个分期：

第一期：4~10 月为孵化期，身体意向分化与发展亚阶段。

第二期：10~16 月为实践亚阶段。

第三期：16~24 月为复合期和解亚阶段。

第四期：24~36 月为稳定恒常期，是个体化的巩固和情感客体永久性的亚阶段。

（1）正常自闭期

正常自闭期从一出生就开始，持续约一个月。在此期间，婴儿绝大部分时间花在睡眠上，似乎是处在一种原始的、幻觉性定向感不清的状态。玛勒利用鸟蛋的意象来描绘婴儿封闭心理系统的模式。

（2）正常共生期

大约在生命的第二个月，自闭的壳开始破裂，而另一个不同的、正面的心理壳或膜开始形成。这个保护膜从心理层面上包住了母亲与孩子间的共生窝，并视其为一个二元实体（a dual entity）。从第二个月开始，婴儿具有了对满足需求的客体（need-satisfying object）模糊的觉察，而这就是“正常共生”的开始，在这期间，婴儿的功能及行为举止就好像它和母亲是一个全能体系或一个二元实体。在这共通的界限里，婴儿就好像具有无限的广阔感受，而这个状态类似于科胡特和其他人所描述的婴儿早期自恋症的原始状态。

共生的基本特征是与母亲的再现形成幻觉或妄想式的全能融合，特别是两者具有共通界限的妄想。严重受扰的孩童其退化（退行）就是退到这样的融合精神状态中。

好的母爱把婴儿从朝向负面退化的倾向拉向一种对环境感官觉察方面的增强。肉体内力比多的精神集注，特别是腹部的器官，会有一种转移，转到周边来。从肉体内（这是张力经验借由排尿、呕吐等所排出的地方）转移转到肉体周边（有比较多的触觉、近距离视觉和听觉上的觉察），大约是发生在生命的第三到第四个月时。婴儿逐渐地在愉悦和好经验与痛苦及坏经验之间做区分。从子宫外生命最初的取向是好、愉悦的，对照坏、痛苦的刺激。小小的婴儿是暴露在一个需求、紧张和饥饿的律动性形态中。这些内在需求只能有限度地缓解，除非在自体之外有着某些缓解。

从外在或内在来的“坏”刺激，婴儿的反应是攻击。对来自外在或内在的“好”刺激，婴儿的反应是喜悦和伸出手迎接，在分化的这个层次上，明显是好的记忆岛或记忆焦点被配置在自体上，而明显是坏的记忆段落，则配置到客体上，虽然要证明这一点是很不容易的。产生愉悦或担负痛苦都是和母亲结合在一起的。

同时，通过婴儿自己身体内所带来的愉悦和不愉悦感觉所形成的原始记忆岛就成为客体及自体四下散落的部分意象。在此发展期间，婴儿倾向集中在他的嘴巴上并且尽可能地吞没掉愈多的外在客体，时而以喷射的、跨骑的（机制）倾向代之。

爱的客体的意象和身体与精神自体的意象是从越来越增加的愉悦（好的）及不愉悦（坏的）的本能与情绪经验浮现出来的。婴儿逐渐发展出身体意象，而这内在感觉就形成自体的核心。这些感觉仍是自体感觉的具体成形点，围绕着它而形成一种自我认同的意识感。

（3）分离与个体化诠释

发展有两种同时进行的路径：一是个体化的发展轨道，指演化中精神内在自主性；二是分离，指从母亲处分化、间距和脱离出来。分离和个体化过程涉及孩子在有母亲在场及母亲在情绪上随时可供利用的情况下其面对分离所产生功能的成就度。在分离功能上孩童所获得的愉悦可使孩童克服掉由于分离功能新步骤所产生的分离焦虑。婴儿在这个阶段的职责是加强对自体与他人个别分开性的觉察，而这是与自体感、真正的客体关系的起源，以及对外在世界实体的觉察等不谋而合的。

精分快疗应用视角如下。

国际上有的学者将玛勒的分离个体化理论扩展到青春期阶段，有研究认为分离个体化是一生的过程①。这给精分快疗用分离个体化理论诠释来访者的现实冲突提供了重要的理论视角，因为我们既可以从幼年的分离个体化未能很好地完成，又可以从现实的分离焦虑与个体化状态，去对现实冲突和病症洞察概念化。

分离与个体化的过程是长期的相对的状态，特别是在中国传统的大家庭小我的文化习惯中，个体的分离与个体化是在分化、实践、和解、巩固情感客体永久性的四个亚阶段中，追求一生的不断成长。它是一种现实、动态、相对平衡的状态。

中国文化强调大家庭中的自我，而少有彻底的分离。在华人中，父母会为 18 岁以后的孩子继续提供各种帮助，孩子长大成人后亦会让父母帮助自己带孩子（这在西方人中是不可想象的），在中国的法律和公序良俗习惯中，父母老了孩子有赡养老人的义务。从这个背景视角去看个体的成长，中国人的分离个体化更是一种相对的、一生的主题。这样，在我们人生的每个阶段中，分离与个体化都是每一个人要面对的现实冲突内容。因此，彻底的分离，特别是心理上的分离，可能会诱发各种各样的焦虑和病症。这也给精分快疗取向的心理咨询提供了化解内心

① 彼得·福纳吉. 依恋理论与精神分析［M］. 石孟磊，译. 北京：世界图书出版公司，2018：12

冲突的机会。

如在青春期的成长中遇到的独立与依赖的矛盾。现代学者们发展的分离个体化理论，从一生的分离个体化视角，可以让中国家庭的孩子与父母建立一种既有合理的边界，又不过分强调彻底分离的状态（笔者认为，华人家庭强调像西方人那种绝对的分离，会产生分离焦虑和不适应的困惑，特别是在现实的压力中那些被宠爱的独生子女更是如此）。有边界又有适度安全依恋的关系，可以降低分离、无助无力感，提高应激反应能力，有助于他们面对学习生活中遇到的压力困难，保持稳定的自体感，顺利地度过青春期走向独立。

同时，对于孩子走入社会成家立业之后，如何让自己的家庭与原生家庭有边界地和谐相处，以及良好有效地沟通；如何抚养教育子女、赡养老人，共同创造美好的生活，是我们中国家庭必须面对的问题。它是东方国家的文化现象，不能简单地用来源于不同文化的标准的健康与否来描述。

理念客观合理了，符合了社会现实健康的、适应性的需要，咨询疏导有了依据，处理现实的关系就容易和谐了。

7. 自恋（镜影、孪生、理想化）

美国加州大学伯克利分校的保罗·温克教授关于自恋的研究："自恋的两面性"（two faces of narcissism），① 得到了学界的广泛关注。他提出自恋者其实应该分为两种类型：自大暴露狂型（grandiosity-exhibitonism，也称为显性自恋）和脆弱敏感型（bulnerability-sensitivity，也称为隐性自恋）。它们在自恋连续体上的两端分别代表着两种极端的自恋型人格，即睥睨无感的厚脸皮型自恋者和过度敏感的薄脸皮型自

① 保罗·温克. 自恋的两面性［J］. 人格和社会心理学·Journal of personality and social psychology，1991：1.

恋者。

自大暴露狂型自恋者：他们通常很自信、成功、自我中心、我行我素、特立独行，甚至自以为是、傲慢自负、野心勃勃、自我吹嘘、咄咄逼人，没有自我觉察能力，是很容易被周围人感觉到的人格障碍的自恋者。

脆弱敏感型的薄脸皮自恋者：他们看似无害，习惯于谦虚，可能表现为内向、羞怯、敏感，非常在意他人的评价（自信、自尊依赖于别人评价）。因而，这类人又被称为“隐秘的自恋者”。

温克进一步归纳了“薄脸皮型自恋者”的五个特征。

（1）很容易就陷入自己的个人爱好，忘记了他人的存在。

（2）感到自己在气质上与众不同。

（3）当自己进入一间房间时，会感到不自在，觉得其他人的目光都落到我身上。

（4）我总是被他人的批评和嘲笑所伤害。

（5）我总是以自己的方式来解决他人评价。

薄脸皮敏感型自恋者是自我功能相对较好的自恋类型。

在国际上研究自恋人格公认的有两个权威，一个是海因兹·科胡特（Heinz Kohut），一个是奥托·F. 科恩伯格（Otto F. Kernberg）。一般认为科恩伯格研究的更接近于厚脸皮型自恋者，他们常常是严重的人格障碍患者。而科胡特的研究对象更接近于薄脸皮型自恋者，他们相对于厚脸皮型自恋者来说自我功能较好，病理程度要轻。从广义自体心理学出发，科胡特已经从他的薄脸皮自恋的病理出发，而将其理论扩展到所有的自体障碍。

在对这四个洞察概念化提示的诠释中，我们引述介绍科胡特的理论。因为科恩伯格是继承整合了经典、自我心理学及客体关系三个学派的精神分析理论，其取向更偏重于客体关系理论，这些内容我们都分别介绍过。而科胡特研究自恋的理论自体心理学（也翻译为自身心理学）却冲出了传统的精神分析的思维，自成一派。有的精神分析学者认为他挽救了传统的精神分析在当代的困境。

科胡特，1913 年生于维也纳，1938 年得到维也纳大学的医学学位。后到美国芝加哥精神分析学院任训练分析师及教师。1964—1965 年他成为美国精神分析协会的会长。他的自体心理学解释了某些经典驱力模式未能加以解释的一些现象，最重要的是自恋人格的领域。

他对自体的界定有狭义的和广义的，在他的自体心理学中所用的界定是广义的，广义是指自体心理学的研究是面对研究的范围的内容。而狭义只是针对自恋人格的研究。他提出的广义自体心理学，把自体放在中心地位，自体当作人格结构的核心。也就是说科胡特的自体心理学是通过自恋来研究所有人格问题，其研究的核心是自体、自体的结构化。

科胡特的整合陈述大部分是从他对自恋型人格疾患所做分析工作而来的。作为一种科学方法，他是根据对他病人内在生命的共情及内省（empathic and immersion introspective）来做观察的。因为精神分析的主题材料是人复杂的心智状态，科胡特说他的科学方法无法是冷酷客观、远离病人体验的。因此科胡特对其理论进行整合陈述，以解释那些共情并主动积极介入病人经验而得来的资料。

自体心理学核心概念①如下。

（1）自恋：内容宽泛，定义并不能完全统一，“但是所有形式的自恋者都有一个共同特点，都觉得或担心自己不够优秀、蒙羞、懦弱。尽

① 迈克尔·圣·克莱尔. 现代精神分析“圣经”——客体关系与自体心理学［M］. 贾晓明，苏晓波，译. 北京：中国轻工业出版社，2002：189-202.
蔡飞. 自身心理学：科赫特研究［M］. 福州：福建教育出版社，2007：181-186.

管不同自恋者的补偿行为或许全然不同，但仍然强烈地显示出这种相似性”。

（2）自体客体：个体对另一个人的体验，这个体验关联能够支持自体的功能。

可以理解为，自体客体是内化了可以支持自我功能的对他人的体验。

（3）共情：意味着具有从他人视角理解他人体验的能力。即穿上他的鞋去体验他的感受。

（4）自体三极结构及移情满足。

关于人的心理健康，科胡特认为“心理健康最好用自体结构的完整性来定义”。健康的自体是“雄心、理想和技巧，形成一个拥有愉悦创造活动的，牢不可破的连续状态”。①

第一极，夸大自体一极与镜影移情：源于在母体里全能自恋感的延伸（在理想化防御中已经描述过），由力比多投注于自体形成的，婴儿生来就有全能自恋，在婴儿有了自体感后，会形成夸大的自体一极。自我膨大、夸大性自体是以后不健康、病理性自恋性暴怒的来源。如果它能回收、内聚，也是健康的抱负雄心与非凡成就的源泉。这个区别取决于养育者对自体的镜影水平。婴儿与来自客体（养育者、自体的客体）的镜影移情互动，经过主要是母亲良好的共情性镜影和恰到好处的挫折，夸大的自体一极会内聚、回收转变为自体中的雄心和理想化。共情镜影的不良及过度的挫折会形成不同病理水平的自体。

第二极，理想化自体一极及理想化移情：婴儿通过理想化父母的印象即全能的客体，主要是父亲榜样的形象，从出生到6岁，发展出自己

① 彼得·莱塞姆. 自体心理学导论［M］. 王静华，译. 北京：中国轻工业出版社，2018：41.

的理想一极。婴儿有理想化需要，希望依附于完美无缺、全知全能、强有力的客体。理想化客体，在婴儿心目中形成理想化父母表象。在婴儿看来，理想化客体是全知全能完美无缺的。因为幼小的孩子较为弱小，所以他们会崇拜父母。不管父母从事什么工作，他们都认为父母了不起，这实际上就是把父母当作理想化客体的表现。婴儿会无意识地希望吸收理想化客体的力量，希望在自体受挫时能够得到理想化客体的抚慰，从而让自体平静下来增加安全感。例如，孩子在感到痛苦时，父母抱起他轻声抚慰，孩子就会慢慢安静下来。总之，在无意识中，婴儿会把自己当作理想化客体的一部分，希望理想化客体为自己发挥重要的心理功能，以维持自尊。

第三极，另我（孪生）一极及移情：对另我或者孪生兄弟姐妹的幻想（或者有意识对类似关系的愿望），经常能在对自恋型人格的来访者的分析中遇到。这种移情称为“另我移情”或“孪生移情”。儿童的另我需要，使得自体与另我的小伙伴发生自体与客体密友移情，从而成长出人生的才能和技巧。另我移情的完成，是介于雄心和理想化榜样两个极之间的中间区域完成的。雄心和理想化两极之间的张力弧覆盖的部分，让孩童有了才能和技巧增长的机会，让才能和技巧在另我移情中得以发展壮大。如在与幼年小伙伴的友谊、玩耍、过家家、捉迷藏等互动活动中慢慢学习、试练，增长成人社会所需的实践经验。

（5）自体心理学病理观：只有自体的三极成分中至少两个，因童年期自体客体的不良反应，如忽视、拒绝、冷漠、敌意、虐待、不能共情、要求过多、要求过高等，可导致自恋的病态发展或存在严重缺陷导致自体障碍。反过来说，如果只有一个移情成分缺陷，其他两个极成分依然健全，自体就仍能保持活力和内聚性，形成部分雄心和理想化移情及才能技巧，自体就仍能相对正常地发挥作用，不会形成自体障碍。

精分快疗应用提示：

从自体心理学的视角（广义视角）来看，个体所有的病症都与自恋的健康水平（整合稳定连续的自体结构、自体客体的自尊水平、情绪的容纳度、情绪的应激管理）有关，而自恋水平又与自体的三个极被客体共情性的满足，及恰到好处的挫折回应水平有关（自体客体需要被满足水平）。

自体客体的需求，是一个人从出生到死亡的生命过程中都必定需要的。科胡特还把"个体的心理存活需要自体客体回应，类比于个体的生理存活，像需要环绕我们空气中的氧气一样。自体客体需要的满足是我们心理存活和成长的基本营养"①。我们可以从其中总结出自体心理学视角的重要观点：自体一生都需要客体，它就像人生存的营养和空气中的氧气一样。

这样，精分快疗就可以在现实病症的疏解中，按照镜影、理想化、另我三个极的共情性回应和恰到好处的挫折缺失所形成的自体结构化的脆弱，去洞察概念化诠释及处理。这个过程中，修复来访者与父母的关系，共情性地重新建立和满足现实的自体客体需要是最容易见到效果的。

例如，中小学、高中学生甚至成年人的脆弱（因为成长中共情性回应及恰到好处的挫折缺失，内心接近2岁以内的自我夸大位置，所以脆弱），也需要现实中母亲或其他亲密客体的共情性镜影回应，它让人能够回收、内聚生来就有自我膨大的自体，降低脆弱，形成上进的雄心。如果青少年的上进心不足，我们会去思考现实中母亲的镜影水平如

① 葛林·嘉宝. 长程心理动力学心理治疗：基础读本：2版［M］. 徐勇，任洁，吴艳茹，等译. 北京：中国轻工业出版社，2017：118.

何。值得注意的是，镜影这一极对自体的重建，是在共情和恰到好处的镜影中完成的，而不是追求全满足的状态。还有理想化榜样，有担当、有责任父亲角色的理想化移情满足，它让人在感觉到弱小无力时有了上进的力量感、安全感和榜样。毕竟有上进心而没有成长的榜样，甚至有不良嗜好的父亲或双亲，是非常不利于孩子自体理想化一极形成的。镜影和理想化这两个自体客体移情需要的满足通常是在父母双方的作用下完成的，是在共情深入和恰到好处的挫折情形下，形成自体结构化及重建的两个核心要素。另外，相似伙伴们的另我移情需要，相近似的、优秀的、经历挫折的、努力一起成长的伙伴，和我近似的他们、另我，是在既有了上进的雄心又有理想化榜样后成长出生存能力、技巧的重要环境。

自体对这三个极的客体的移情需求满足，是在任何年龄都需要的健康自体结构的内容。自体客体需求满足了，自体结构就整合、稳定，心理健康水平就高，自体破碎和自恋暴怒及病症就少。若缺失了，就容易形成自恋暴怒、自尊破碎的垮塌以及带来的抑郁等各种病症。所以，这三个极的方向是精分快疗在洞察概念化时候重要的工作方向，特别是在青少年人群中。咨询中的共情性深入和恰到好处的挫折回应是两个咨询核心要素，在精分快疗解决现实冲突中也适用。

要注意防止的是，在满足自体需要时有求必应全满足的溺爱情形，因为它是自体形成障碍的核心因素。也可以解释为，溺爱是导致垂直分裂创伤的因素。

还应该注意的是在精分快疗的应用中，按照科胡特自体重建的取向①，不应该去追求过去自体障碍形成的客观情形，而应该本着积极赋

① 海因茨·科胡特. 自体的重建［M］. 许豪冲，译. 北京：世界图书出版公司，2013：21.

意的取向去化解矛盾和愤怒。

8. 心位

梅兰妮·克莱因最具创建性地提出了儿童心理结构观，探讨发展出心位概念。

心位是指儿童在幼年的偏执-分裂心位和抑郁性心位两个概念，它揭示了一岁之内婴儿心理的机能及婴儿期的客体关系。它对精神分析的病理观产生了很大影响。

克莱因于1882年生于维也纳，1926年移居伦敦直到1960年去世。在1921年到1960年的专业生涯中，克莱因大幅度地扩展了弗洛伊德的客体及客体关系概念。她在许多重要领域中都追随弗洛伊德，如强调本能驱力来解释动机及人格的形成，但是克莱因的有些概念非常具有创造性，背离了弗洛伊德的理论。

弗洛伊德对于孩童的了解来自其病人的回忆，而克莱因直接和有问题的孩童进行接触和治疗工作。

这是前所未有探索过的领域。这些孩童让她发展出新的技巧以及思考方式。她的观察及创造性地使用游戏，发现即使是婴儿孩童的内心世界，也充满了原始残酷的冲突，例如极其危险的自相残杀的倾向和排泄与性欲的冲动。

克莱因在创立客体关系理论时运用了弗洛伊德的理论作为研究发现的脉络背景，保留本能驱力的概念。她注意到孩童的幻想世界，并发现了婴儿所用的强烈焦虑与内驱力、原始冲动与恐惧的一些机制。发现婴儿的幻想是自己强烈驱力与感受的反映，并且会主宰婴儿的早期心理生命。

克莱因的研究工作成为一个重要的过渡角色，把弗洛伊德和其他不同理念的精神分析家的理论联结在一起。

两种心理发展上的心位概念①：

弗洛伊德以生理上本身所表现出来的本能能量来理解发展，如口欲期或肛门期。克莱因则以关系来看待孩童的心理发展，她认为婴儿是持续地处于生本能与死本能间的基本冲突，是好与坏、爱与恨、创造与破坏之间持续的冲突。为了要处理这两种对立的感觉，婴儿会将他们的感受，组织成为两种心位。它是一种处理内在冲突和外在客体关系的心理状态和方式，可以用两个心理位置状态——心位概念来描述。

这两种心位状态，意味着在婴儿生命的头一年与客体关联的方式及具有克莱因理论特色的焦虑和防御。她认为，婴儿在出生后头四个月到五个月时，其自我基本上是和部分客体的乳房相关联的，然后慢慢扩大到整个客体、整个妈妈。

两个心位：

第一个是“偏执-分裂心位”（paranoid-schizoid position）。它是指婴儿此阶段特有的体验和机制。在这些生命最早的岁月中，从出生开始到四个月，婴儿的焦虑都是为了要保留自我所特有的一种偏执分裂形式。源于自我死本能的害怕被毁灭，婴儿破坏性的冲动以及被迫害与虐待的焦虑幻想会主宰一切。对挫败的耐受性很低，情绪活动是两极化的，要么极端的好，要么极端的坏。为了保护所需要的内在的好客体，婴儿通过投射他自己的恨和恐怖，疏离坏的内在客体。这样婴儿以偏执-分裂的方式，来分离好与坏的情感带来的内心冲突。

分裂的防御机制是常见的，它的目标是要消除内在与外在的迫害感。

分裂的结果是婴儿保护了自己不被内部“好与坏”感受的冲突和

---

① 迈克尔·圣·克莱尔. 现代精神分析“圣经”——客体关系与自体心理学［M］. 贾晓明，苏晓波，译. 北京：中国轻工业出版社，2002：59-63.

外部的“好与坏”客体的困扰。

第二个发展阶段是“抑郁性心位”（depressive position）。大约在五个月开始，随着婴儿开始能够容忍、觉察，对丧失自体和客体的理想期待中产生的情绪，便会被自己在幻想中对客体造成的伤害承担责任并为之愧疚。这个阶段约在一岁完成。当孩童的能力增加到可以和整个客体相处时，就在整合能力上有了进展，并且对客观世界产生了更符合现实的态度。孩童越来越感受到爱的客体是在自体之外的另一个主体。自己的职责是在自我心中，建立起一个好的、安全的、整体的内在客体。

在抑郁性心位期间，发展中的自我对于自己所关联的整个客体有着更为复杂的、情感矛盾的感受和抑郁焦虑。孩童对于先前对爱的客体所出现的攻击经验感到愧疚，而现在则期待对先前所攻击的客体做出补偿。所以，孩童充满着期待要去照顾这个自己所爱的、需要的客体。孩童感觉到了对好客体的保护等同于本身自我的存活。由于孩童越来越认同于好客体，自我变得比较清楚，用他自己的能力去防止内化具有破坏性的客体，同时内化好的客体时，也会有被恐吓的感觉。由于焦虑于好的客体死亡或离开，就会运用发狂的否认和全能感防御，去防御自罪、绝望和灭绝的感觉。这时孩童可能有一个更成熟的认识：其他的人或事，不仅仅是客体（有害的或者有价值的），同时他们也是主体，会受伤害或需要被关怀。也就是婴儿能够开始理解、接纳、共情养育者的主体性，认为他们需要被理解和尊重了。

克莱因把俄狄浦斯情结和抑郁性心位联结在一起。她认为在抑郁性心位时害怕失去好客体，是大部分痛苦的俄狄浦斯冲突来源。当孩童挣扎着要统合爱与恨时，俄狄浦斯欲望和抑郁焦虑便纠结在一起。性冲动和幻想即浮现出来修补攻击所造成的结果。孩童需要一个好客体是俄狄浦斯期内心冲突的主要动机来源。

这两个心理发展心位是正常的过程。但是，在这些早期阶段，如果不能有效地控制及修通偏执-分裂心位，则会导致各种不同程度的心理障碍。

客体关系的病理：

客体关系理论的病理成因，即从偏执-分裂心位到抑郁性心位主要由投射认同的防御机制的作用所形成。也就是投射性认同影响着客体关系的正常建构，并指引着基于关系所发生的事情的进程。投射认同主要有四种形式：依赖型、权力型、情欲型、迎合型。也就是说个体的病症病理，并不是全部因为客体的问题而形成，与主体投射的四种形式及客体的回应能力和形式直接相关。这给精分快疗在化解关系矛盾冲突的积极赋意中，留下了理论依据。

精分快疗应用提示：

从克莱因的客体关系理论视角看，从神经症性人格到精神分裂都与偏执-分裂心位未整合有关。我们在现实中会遇到形形色色的表现：看问题时以偏概全地否认，要么就全好，否则就全坏；在人际关系中，因为发现了问题而否认和决裂，认为他人不是好人就是坏人；面对压力应激从正常状态一下子垮塌到糟糕至极甚至抑郁的状态。这些情况从克莱因心位的视角去诠释，都与个体在 5 个月以前的偏执-分裂心位状态未能在以后被整合为抑郁性心位有关。即在看到不好的一面的时候，未能把好的一面也整合进去，形成“带着问题的好人”“有困难亦有未来”的灰色抑郁性心位。

婴儿时的破坏性的冲动以及被迫害与虐待的焦虑幻想会主宰一切。所以他们对挫败的耐受性很低，情绪活动是两极化的，要么极端的好，要么极端的坏。大约从出生 5 个月开始，随着婴儿开始能够容忍、觉察，对丧失自体和客体的理想期待而产生的情绪，便会被自己在幻想中对客体造成的伤害承担责任并为之愧疚，而开始进入抑郁性心位。这个抑郁性心位的时间应该是从约 5 个月到 1 岁基本完成。如果一个成年人没有完成这个抑郁性心位的过程，它也是我们精分快疗心理教育和疏导的内容。

精分快疗的短程咨询，就是针对来访者在现实中依然有偏执-分裂心位表现，或者说他的病症可以用偏执-分裂心位来诠释，那么研究如何将其整合成为抑郁性心位的思维是我们可以去做的。如果一个人觉察到自己的病症与偏执-分裂心位有关，觉察是成长的表现，就会有意识地去调整它。这也是化解现实内心冲突降低现实病症的开始。即使是这种调整，也不是一蹴而就的。

同时提示，自我的创伤形成及内心冲突与自己的死本能产生的焦虑、恐惧、愤怒、攻击的投射直接相关。这样也可以在精分快疗的化解客体关系冲突中，有一个积极的、平衡的切入视角。

9. 认同

弗洛伊德说："认同，即一个自我对另一个自我的同化，结果第一个自我在某些方面像第二个自我那样行事，模仿后者，并在某种意义上将后者吸收到自身之中。"①

认同的概念并没有一个一致的定义。广义地讲，认同作用意味着变得像某人或学习某人的一些特质。它与心理发育、人格形成有关，也是一种防御机制。

弗洛伊德的认同理论可以总结为以下四种类型的认同。

（1）自恋认同，即自恋情绪扩散到与自己相似的人和物，人更倾

① 车文博，郭本禹，常若松. 弗洛伊德主义新论：第一卷［M］. 上海：上海教育出版社出版，2018：378-379.

向于去认同跟自己相似的人。例如，我喜欢学习，也容易认同和喜欢带有那种儒雅气质的人。

（2）目标认同，即把他人的人格视为自己的人格榜样，因为他人正在获得自己想要获得的目标。常常是指自己对某一个成功人士和伟人的认同。例如，把成功的亲人当成认同的对象。在社会上以人们敬爱的周恩来总理的高尚人格为榜样，做像他一样的人。这都是一种目标认同。

（3）丧失认同，即同化自己所爱恋但已失去的或不能获得的目标。例如，丧失了父亲或者母亲的孩子，会按照父母的意象去认同自己。

（4）与侵犯者认同，即认同权威人物所施加的戒律，担心权威者对自己造成威胁而被迫顺从的认同。例如，被霸凌的同学，在遭受攻击的伤害后，反而认同攻击者伤害自己的行为，甚至向攻击者学习如何伤害他人，成了霸凌别人的攻击者。

经典、自我心理学及客体关系三个学派的整合者科恩伯格关于认同的理论①：

在人格形成过程中，内摄是第一个层次，认同是第二个层次，也是比内摄较高的内化形式。这个过程是在孩童一岁后期出现而持续到两岁期间。认同，即接受社会角色，只有在孩童感知和认知上具有足够成熟度而能体认和人们互动的角色时才出现。角色概念意指存在社交上被认可的功能，是由客体或互动的双方参与者所实现的。例如，当一位母亲协助小孩穿衣服时，她也是同时在引导及实现父母的角色——协助他、教导他的认同等。

认同预设了一个实际的客体关系让个体能去经历他或她本身是和另

① 迈克尔·圣·克莱尔．现代精神分析“圣经”——客体关系与自体心理学［M］．贾晓明，苏晓波，译．北京：中国轻工业出版社，2002：167-168.

一个人互动的主体。这互动的情感性色彩，其本质是力比多或攻击性且联结了主体及客体，是这个关系内化的原始理由。

科恩伯格认为，在内摄与认同之后就会出现自我认同。自我认同是内化过程中第三个且最高层次的。自我认同是指其内摄和认同时形成的具有综合性功能的自我。在这个阶段会导致自我结构的巩固，因此孩童会有一种自体连续性的意识感，而自体也就形成从内摄及认同组织起来的自体意象。

在这个阶段，根据科恩伯格的看法，内化的客体关系也会被组织成再现的表象世界，内在地代表外在世界。这个客体在自我中再现的内在世界，从潜意识到意识的幻想，并不是非常完美地对应人们的现实世界。它是一种近似性，强烈地带着较早期客体意象的色彩。原始客体意象仍在潜意识中被潜抑且未被修正过，大部分的客体意象会整合成较高层次的自我及超我结构，诸如自我理想及自主的自我功能。

认同形成（identity formation）意指早期原始认同随着时间被选择性的认同所取代，其间只有那些与个体的认同形成和谐没有障碍的客体关系的面向被内化。这些部分认同其实就是那些以合乎自我现实的方式下被欣羡和赞赏的人们。

科恩伯格的人格发展阶段：

主体从内摄到认同再到形成自我认同也是人格的发展过程。科恩伯格把这个过程分为五个阶段（详见口诀发育的诠释），他相信内在客体关系会发展为原我、自我及超我的结构，把结构形成视为一系列的发展阶段。正常发展的失败会导致各种形式的精神疾病或精神病理。

精分快疗应用提示：

从认同的视角去解决现实病症，可以从几个方面去考虑。首先是在人格形成中，不论是作为家长或者是咨询师的角色都应该重视认同给人格内化带来的潜移默化的深层影响，认同是人格建立最重要的因素之一。因为人格的成长并不是教育出来的，而是对客体的认同过程。它主要是潜意识层面的。

如目标认同，即把他人的人格视为自己的人格榜样（也可以解释为自体心理学理想化客体的移情需求），因为他人具有自己想要获得的目标。这一点在青少年的咨询中非常重要，因为他们的自我认同还不稳定，所以就容易表现出脆弱、易激惹。例如，一个学生在学习过程中遇到困境，而他又想做得更好，这时候可以和他讨论（理想化及另我客体）做得好的人有什么可以学习的，启发他向更好的客体认同。比如生活方式的合理安排，如何面对老师的批评，怎么处理同学的羡慕嫉妒恨，如何化解某一科的学习困境，如何面对恋爱，如何看待和处理现实压力，如何与异性交往等，都可以从另一个自我功能更好的客体中，通过内摄认同及内化更好的功能来解决困境。但是这种启发对其他客体的认同要注意，个体的自尊保护是很重要的。认同也应该包括对父母工作部分的认同，让父母成为孩子的认同对象而不是压力来源。即使是在成年人成长中也有类似的问题，例如，认同学习他人如何树立自己的人生理想和目标，如何去爱自己、爱他人，如何在工作中取得成绩，以及内摄认同学习做生意、做学问的方法。我们从有成绩的个体中会发现，他们都有过向优秀客体认同的经验。在本书的写作过程中，笔者就多次深深地认同一些接近自己特征、另我类型的人。就像科胡特所讲的，人的一生都需要自体客体功能的内化，它就像人需要空气中的氧气一样。咨询师的任务之一，就是帮助来访者从不成熟或不恰当地运用自体客体的方式，转为更成熟和正确的方式，去发现找到和内摄认同这些好的客体。心理咨询的过程就是咨询人对咨询师优良品质、良好的专业技能认同的过程。

还有就是向攻击者认同，跟着坏人学坏了的问题。在青少年中这种情况并不少见。作为心理咨询师应该有这个洞察力，及时发现问题，采取对策，包括去分析诠释这种向坏人认同所带来的后果。

10. 关系①

在精神分析的客体关系之母克莱因看来，客体关系在婴儿一出生时就存在了，第一个客体是母亲的乳房，受生本能吮吸力比多和死本能攻击性的影响，以及在满足与挫折体验的烘托下，这个乳房被体验为好的与坏的两个不同的乳房，并通过内化的方式构成婴儿内部世界中好与坏的两个不同的内部客体。这种分裂性的部分客体关系导致了爱与恨这一对立情绪的出现。

随着婴儿感知能力的发展，婴儿开始将母亲知觉为一个整体，这使得婴儿的关注由部分客体的乳房转向了母亲的整体。婴儿的客体关系体现为羡慕和嫉妒两个基本动机。

克莱因改变了弗洛伊德客体的观念。在弗洛伊德的驱力模式中，驱力在最初时是没有客体的，因为最早出现和关注的是满足，至于该特定客体是什么，是没有差别的。但对克莱因而言，驱力天生就是对着客体而出现的。例如，婴儿从乳房中吸吮乳汁，在这个过程中并不只是饥饿感的满足，还有关系的体验。克莱因批评弗洛伊德的本能概念为没有客体的概念，因为对克莱因而言，每一个冲动与本能需求都是和某一客体结合在一起的。因为婴儿的自我和感知能力是不成熟的，且婴儿一次只能注意一个人的某一方面或某部分，婴儿一开始是和部分客体产生关联的，婴儿的第一个部分客体是母亲的乳房。在这个早期发展阶段中，婴

① 迈克尔·圣·克莱尔. 现代精神分析“圣经”——客体关系与自体心理学［M］. 贾晓明，苏晓波，译. 北京：中国轻工业出版社，2002：53-55.

儿只能通过乳房体验到满足或剥夺。在婴儿的心灵中，乳房给了满足或不能满足，不是好的就是坏的。在和乳房的关系中，婴儿感受到满足的好的或被拒绝的坏的。被抱着喂食可产生愉悦的感受，使婴儿感受到让自己满足的客体是一个好的客体。与部分客体关联的这一特点，说明了婴儿和任何事物，即对他自己身体的某部分、对他人的某部分及对非人客体的某部分等建立其部分关联性的、幻想性非现实的本质。婴儿在这种部分关联的头两三个月期间，客体世界包括了让人满足的部分、深具敌意迫害性的部分，以及真实世界的部分。

克莱因使用了“内在客体”（inner object）一词而不用客体表象。这意味客体表象指的是一个客体已经分离，已经达成的后期阶段。以后的理论家，诸如科胡特则用了“自体客体”（self object）一词来表达自体经验与所需客体经验之间的一种融合状态。克莱因的内在客体即等同于科胡特的自体客体。

婴儿在建立关系中的防御机制，为了更贴切地描述婴儿是如何形成初始的客体关系的，这里把建立关系的几种防御机制重点描述一下。

婴儿出生后，会使用各类心理机制来控制自己强烈的需求、恐惧与幼稚的感受。婴儿是通过各种机制，如投射、内摄、分裂与投射认同与部分客体的乳房及客体建立关系的。

投射：是一种心理过程或幻想过程，这样，婴儿就会相信在现实里有某一客体具有某些婴儿自身感受的特质。因此，喂食良好的婴儿，充满着愉悦而把这份好的感受投射到客体上并且相信乳房是好的。好的乳房成了他终其一生所感受到好且有益的原型，而坏的乳房则代表所有未被满足及迫害性的东西。当孩童把他的挫败和怨恨转向剥夺性的坏乳房时，就会把所有他本身的怨恨都归因到该乳房上去。这就是婴儿在和客体建立关系中所用的投射心理防御机制。

内摄：是一个在非常幼小婴儿身上存在和呈现出的重要原始防御机制。这是一种心理的想象，通过这个想象，婴儿把在外部世界感觉的东西，带进他们自己的内部。这样任何来自外部世界的危险和被剥夺，都会进入自体的内部，并变成内部的危险。因此，任何从外在世界来的危险或剥夺便成为一种内在危险。这样，挫败婴儿自己的客体及焦虑来源，即使对婴儿而言是外在的，经由内摄作用便成了吓坏婴儿的内在迫害者。这是内摄的防御机制在建立关系中的作用。

分裂：婴儿利用分裂的防御机制保护自己。在自体中分裂意指分离或隔开感受。婴儿用分裂自我与客体，使之成为较容易被处理的情况而来保护自身；也就是说，分离这些成为好的方面和坏的方面，使好与坏的方面各自分开。婴儿和母亲及乳房的关系，是一种牵涉到爱与恨、挫败与满足感受共存的复杂关系。分裂机制可改变婴儿和母亲间复杂的关系，成为表面上看起来简单许多的关系而使事物简化（分裂的结果分别成为爱的客体与满足的自体，恨的客体与挫败的自体）。借由分裂机制来把危险感受和令人满足的感受分开，从而分散自体危险和冲突的感受。

投射认同：是婴儿另一种试图防御自身的方式。它是借着幻想过程把自己的内在世界通过人际压力强加到所幻想的外在客体，通过客体的回应，再内化到自我的世界。婴儿试图借着外化来疏解掉内在焦虑与内在危险，然后期待在外在世界中予以缓解。这个过程称为“投射性认同”。在想象幻想的层次上，它包括把自体不能接受的部分分裂掉，然后把它投送到另一个客体上，这种连续的尝试，是通过保持与它的连接而试图控制它。例如，当婴儿感到饥饿疼痛时，就借着分裂掉感受的部分，即痛感的部分，把它投射到客体上，比如投射到令自己挫败的乳房上去。但这样把婴儿的疼痛归因到外在客体上，对婴儿并不会有多大帮助，所以就会出现进一步的过程，即把自体投射和客体回应的混合物再内摄。也就是说，那个伤人的、令人挫败的、吞噬贪婪的乳房会被体验在婴儿自身里面。婴儿正试图处理自己的需求与恐惧，就好像婴儿自己正在向乳房说道："因为我正受伤着，需要你而你不喂食我，你是坏的，你在攻击我、吞噬我，这样使我觉得我也是坏的。"当有满足的状况时，类似过程也会发生。因此，当婴儿满足于胃肠中填满了温热的乳汁时，可能会这么想"你满足了我所以你是好的，这使我觉得我也是好的。"

投射认同过程包含投射和认同的相互作用。这是个与成年病人有关的过程。咨询师能诱导病人对咨询师产生某种情感，而咨询师可能认识到自己在病人的幻想中扮演的角色。

现实中投射认同几乎总是导致关系的破坏。比如，上文所说婴儿的投射，他试图去降低恐惧和愤怒，但是这种投射是潜意识层面的，客体基本上是意识不到的。所以婴儿投射来的愤怒攻击，最后常常被呵斥，导致了关系进一步的恶化。

克莱因的客体关系理论认为，心理危机来自孩童自我的内部。人们的死亡本能产生的想象或幻想，使婴儿产生了内在焦虑和被迫害恐惧。孩童对不同客体所具有的迫害性感受会激起报复的恐惧。克莱因认为内部现实是通过孩童对外部真实世界的感知而形成的，而死本能的想象或幻想使得自己受挫和不适，会让自己感到似乎外界的客体是充满敌意的攻击力量。然后，婴儿的成长发展使自己逐渐地能够与整个客体相联系。健康的发展意味着婴儿通过他的愤怒、贪婪和理解、内疚、责任、爱使扭曲关系减少。婴儿开始把母亲作为一个整体去观察、去爱。去从整个人身上获得快乐，将母亲视为有多个特征而不是单一特征的人。当婴儿从一个完整的人——母亲身上获得快乐时，婴儿增加了他自己的自信和力量去领会并能够在外部世界与客体建立更好的联系。所有其他的关系，都是建立在婴儿开始与母亲乳房的部分客体关系上的开始的。克莱因认为，早期形成的焦虑水平会影响以后的客体关系，它也为外在环境的变化和好客体产生的作用留下一些空间。

精分快疗应用提示：

现实的人际关系质量是人格健康水平的主要内涵。

从现实去理解经典弗洛伊德的理论以及现实的关系问题，与人格的本我、自我、超我的平衡水平有关。本我欲望要求高、超我道德标准高，必然会投射给客体，从需求层面的不满足影响到关系。

从自我心理学的视角，解决关系的问题主要是关注防御机制的运用层次。即从病理程度高的防御调整到低的，从而把内心冲突引向低冲突区域。如从否认、投射认同、分裂、全能控制、投射、压抑的水平到预控、压制（搁置）、积极补偿、利他、预期、升华、幽默的适应性防御机制的引导、心理教育。把遇到的困难、压力、人际关系冲突当成历练自我心理适应、成熟的必然经历，用一颗平常心去对待，并引导给予积极光明预期的展望，从而改善现实自我效能感。如父母有对待孩子不公平的问题，给子女孝敬他们带来了很多矛盾冲突、麻烦、困难，你有理由去抱怨。但是如果把它当成自己行善、历练心性、提升个人境界的过程，就会有更多的接纳而减少抱怨。同时，自己的所作所为也会影响下一代对自己的态度，这既是自我的升华、境界的提升，又是家族、家风、家运的改善和升华。用积极健康升华的防御机制处理问题，给自己及家庭的传承都带来了积极作用，它反过来给下一代的成长又创造了良好的氛围。这也是精分快疗取向的另一种积极赋意视角。

从客体关系的视角看，现实的关系状态及社会适应性刻板，主要是过去在家庭养育环境中，内摄、认同、内化不良客体关系的结果。按照克莱因和科恩伯格的理论，它既有父母的失误，又包含着自我大量的因为死本能攻击性带来的恐惧、幻想成分。这种把过去潜意识记忆的关系转移投射到现实中，所以现实的关系不好，反映了个体过去成长中的客体关系内化问题。可以去思考，并不一定是现实的客体有多么不好，而是过去自我负性记忆投射转移的结果。这里面有可以化解内心冲突的切入点：幼年的自己心智化不成熟，用同理心理解家长的能力不足，所以当时有理由生父母气和愤怒，它合理。但是它对于现在成熟的自己就不一定理由充足。正像卡伦·霍妮所说的："患者了解自己，能够令他平心静气地看待父母，以及对父母的回忆。能够明白父母也是深陷矛盾不得而已。即便伤害他也是无奈之举。"①

从现代依恋理论视角看，现实的关系及人格的脆弱与当下的安全依恋缺失有关。所以精分快疗特别注重在心理咨询的开始，就注意修复重建现实安全依恋的关系，提升归属感。

从自体心理学的视角看，关系的水平与自恋自尊水平相关。改善现实的关系水平就要深入地理解并共情来访者的情感状态。主要方向是在共情自省的状态下，通过恰到好处的挫折去满足来访者的镜影、理想化、另我的情感需求。

还有，笔者个人的经验，关系的矛盾冲突几乎都与移情有关。即现实的人际关系矛盾冲突、易激惹性，常常是被移情激活过去的负性记忆，使得人际关系敏感，提升了应激反应水平，进而放大了情绪反应的结果，不断地洞察它就可以降低现实应激反应水平。

心理咨询和治疗可以根据不同的情况使用不同的理论切入。咨询的

---

① 卡伦·霍妮. 精神分析新方向［M］. 梅娟，译. 南京：译林出版社，2016：223.

过程就是去分析和诠释现实关系问题的原因。需要注意的是公正的原则，在亲子关系和现实的人际关系中，往往重视客体的问题甚至是迫害性，而忽略了这种不好的感受与我们自己生来就有的死本能形成的想象和幻想、投射，以及个体的同理心、心智化水平有关。也就是说在关系的问题中，既有客体一方的问题，也有主体的责任，有需要觉察调整自己幻想放大了问题的部分，也需要提高共情能力和现实检验力、心智化水平。这样就为疏解人际关系问题留下了积极赋意的空间和理论支撑。正如葛林嘉宝所说的，“在辩证的张力中去重新创造意义”①，从而去疏解内心冲突、化解关系问题从而降低消除现实病症。

11. 创伤

创伤指那些经历了非通常的负性体验而固着于人的思想、情感、行动、想象中，不断重复着的回溯体验。

可能造成心理创伤的情景有家庭暴力、战争、凶杀、绑架、被强奸、被拘禁、被折磨、被欺骗、失恋、离婚、被虐待、学校霸凌、留守儿童、早期寄养经历、亲人丧失、社会动荡、瘟疫流行、空难、地震、目睹惨烈场景、水灾、火灾、矿难、海啸、飓风、火山喷发、泥石流等等。

创伤常常在有些特殊的情境中被激活，如失恋的伤害，可能会使个体在再次恋爱的时候出现不该有的恐惧。在自我放松安静下来的时间、状态中，也容易出现负性事件回溯而诱发恐惧的情形。

创伤概念的来源及研究：

1916 年，弗洛伊德阐述了创伤的完整观点：“我们将创伤这一术语应用到一种体验中，这一体验在短时期内造成了精神上太强大，而不能

① 葛林·嘉宝. 长程心理动力学心理治疗：2 版 [M]. 徐勇，任洁，吴艳茹，等译. 北京：中国轻工业出版社，2017：118.

用正常方式加以应付或处理的被放大的刺激，这必然导致了能量运转方式的持续性失调。”①

关于弗洛伊德创伤的研究有三个阶段：保罗·韦哈盖尔（Paul Verhaeghe）从拉康学派的观点详细阐述了这一理论：“应该明白，用孤立的方法研究弗洛伊德关于创伤的理论是不可能的。我们的思考至少必须包含三个不同的主题：第一个主题为创伤与幻想的关系，此与弗洛伊德的创伤致病理论有关；第二个主题围绕一般意义上的心理功能和特殊意义上的记忆功能，此与弗洛伊德的人格结构理论有关；第三个主题则涉及治疗目标。”②

我们会发现，弗洛伊德的理论在不断地发展着，它不是关注创伤事件本身，而是强调创伤性记忆。在这个体系中只有三种观点保持不变③。

（1）创伤向语言的转化障碍

此为创伤后最显著的临床特征。现在，神经科学的发展已经证实，创伤患者的言语表达中枢有比正常水平低的血液供应，而记忆也未能很好地在海马体进行整合，因此，患者无法在“皮质”层面正确表达。

（2）创伤总是有性的特征

尽管，根据弗洛伊德关于“驱力”的观点，“性”应该被理解为与驱力有关，临床所见，几乎100%边缘性人格障碍的患者均有着性的创伤，但在此，性的侵犯只不过是多种强迫性重复的一种，也是很多复合创伤的内容之一。

（3）创伤总是与冲突有关

这涉及不同的防御机制。在此，弗洛伊德超越了最初的问题，即不

① 施琪嘉. 创伤心理学［M］. 北京：中国医药科技出版社，2006：47.
② 施琪嘉. 创伤心理学［M］. 北京：中国医药科技出版社，2006：46.
③ 施琪嘉. 创伤心理学［M］. 北京：中国医药科技出版社，2006：46.

再将重点放在究竟创伤事件是否已经发生，而是转移到对结构的理解上去，很明显，创伤的意义在这一新理论中发生了改变。

弗洛伊德在他那个时代对创伤的事实性没有任何怀疑。他所关注的重点为创伤的记忆痕迹为何不能用言语表述。今天，我们知道这种记忆上的“遗忘”和“表述记忆”的不完整与“隐性记忆”的片面传递有关。

精神医学的创伤诊断：

世界卫生组织（WHO）发布的《国际疾病分类》（第十版）（ICD-10）的精神疾病分类中创伤模式总结如下①：

（1）精神创伤发生以后有组织地感知觉和行为；

（2）实质为一种抗争/逃避脱节的行为结构；

（3）可以引起大量的感知觉和认知上的歪曲；

（4）有扩散（泛化）到其他精神范畴中的倾向（比如泛化的焦虑）。

创伤的发展方向上，与这一创伤模式相对，受害人会从主观上发展出一种“创伤代偿模式”与之抗衡。其行为方式既可以发生积极的变化，可以朝消极的、有问题的方向转化。

创伤的大脑生物性改变：一般认为我们人的大脑边缘系统的杏仁核产生情绪，海马体负责记忆和解读，扣带回决定关注什么。

创伤过程可以描述为：创伤事件引起人的代谢异常及神经递质抑制，5-羟色胺等神经递质水平的下降。长时间的刺激会使得大脑边缘系统杏仁核海马体的体积改变。这样的结果便更容易产生敌意、愤怒、恐惧、冲动、自伤等症状表现。

同时，童年时期频繁地受到打骂体罚等创伤，会导致孩子大脑前额

① 施琪嘉. 创伤心理学［M］. 北京：中国医药科技出版社，2006：11-12.

叶中灰质的减少。而大脑灰质往往主导着人的智力水平，包含感知能力、语言能力、肌肉控制能力、情绪控制能力和记忆功能。因此，创伤会导致大脑神经系统的改变而使得人的大脑功能下降。

长此以往，创伤状态会影响孩童的主观解释和认知模式，以及行为习惯等方方面面。

创伤造成的联想。例如，有被强奸受害经历的女性，可能会形成强迫性清洗自己的身体，或者清洗衣服的情况，因为被性暴力过会让人联想起“玷污”一词。一个经历过残酷战争危险场面的退伍军人，很可能因战争电影等场景诱发现实的惊恐反应，因为电影的战争场景会让他产生联想，无意识地进入真的战争恐惧场景。一个经历过地震灾害的人，可能对通常的“风吹草动”都会惊恐不安，这也是联想的结果。

精分快疗应用提示：

首先应该注意，中短程的精分快疗不能选择那些压抑深、程度重的创伤。因为这种创伤打开后会有症状加重的风险，处理它需要长时间的咨询关系设置。精分快疗应该选择那些接近在意识层面的创伤。

创伤与个体的敏感特质关系密切。有的经历重大恶性事件并未有明显的创伤，有的一次未真正开始恋爱的失恋就会形成创伤，所以评估创伤不能只考虑应激事件的强弱，主要应考虑个体的体验、反应以及反映出来的人格基础水平。应该意识到修通疏解创伤的难度，即使是轻的创伤也可能会是一个诠释重构反反复的过程。

创伤的修复疏解可以参考以下 9 个切入点。

（1）安全环境及倾诉。处理创伤的最终目的，是让患者在潜意识层面重新建立安全感，降低恐惧记忆的水平。安全的环境，既包括家庭环境，又包括咨询环境以及能够接纳包容咨询人的客体。有了安全的环境，来访者讨论创伤才会有安全感而不至于加重恶化。

（2）建立咨询室以外的心理支持非常重要。来访者在咨询中讨论了创伤，常常咨询结束后会有强烈的扰动反应，这时候心理支持系统就很重要，要有人能够理解、接纳、包容安慰他。否则，容易出现加重的负性反应情况。

（3）在有了上面的两个条件后，让来访者自然而然地倾诉创伤的过程，对于疏解创伤有缓解作用。但是要注意，倾诉是在自然而然的状态下发生的，而不需要故意引导，特别是在短程咨询设置中。这是创伤预后相关数据调查的结果。回忆表达创伤的过程和感受，有利于疏解创伤。如在一个感觉安全、被理解、有回应的环境中，经常讲自己在地震中险些遇难的过程，讲着讲着就会变得越来越轻松，像讲故事一样。

（4）修复疏解创伤还需要寻找现实积极的资源，建立潜意识层面现实的自尊。如通过咨询讨论，寻找有利于安全感的现实的资源，对潜意识层面的自我暗示：我有学历、有能力、有房、有收入、有人爱自己、生活不愁，100%有安全保障，创伤体验记忆已经过去，我应该吃得饱、睡得好、踏踏实实惬意地生活才合理。后怕闪回是记忆裹挟了我，不现实，不真实，不客观，没意义，不可信。恐惧困扰是记忆和想象，现实中没有威胁。根据来访者的情况组织类似的积极赋意的语言写成疏导文，使其反复对潜意识进行自我催眠暗示，以降低恐惧的记忆，恢复自体的自恋水平。

（5）积极赋意，从同理心角度去理解给自己造成创伤的客体。了解自己对于患者来说，能够令他平心静气地看待父母，以及对父母的回忆。能够明白父母也是深陷矛盾不得而已，即便有伤害，他们也是无奈之举。最重要的一点是，当患者不再痛苦于曾经所受的伤害，或者至少看到了克服该痛苦的办法，他就会逐渐消除之前的怨恨心理。用同理心的视角去理解父母、消除怨恨的观点对疏解创伤很有价值。

（6）咨询师应该有意识地引导对创伤源于死本能产生的幻想、想象做诠释。不论是弗洛伊德还是克莱因及科恩伯格，都强调了人生来就有的死本能带来的想象或幻想对形成创伤的影响（见上述的弗洛伊德的创伤总结，及克莱因、科恩伯格介绍的部分）。也就是说，创伤发生的诱因既有外界的刺激因素，又有个体通过幻想、投射认同放大恐惧的部分。现实角度这一部分正是我们在咨询中可以意识化、理性化、客观化，利用咨访关系中辩证的张力去重新积极赋意诠释的部分。它可以降低幻想带来的对客体放大的恐惧和仇恨，降低创伤水平。

（7）运用防御机制处理创伤。用情感隔离和理智化的防御机制亦是处理过去创伤的有效方法（详见防御机制一节）。如把这种恐惧的情绪隔离，做到置若罔闻、视而不见、听而不闻，像一个外科医生天天做手术，要面对病人的死亡风险的淡定态度一样。在具有比较好的自我效能感时，可以用理智化过滤掉创伤闪回的恐惧情绪，告诉自己，我现在非常安全了，它已没有真实的威胁、已经没有危险。从而做到可以泰然自若地面对曾经的创伤，过滤掉诱发恐惧的部分，平静地回忆它、叙述它、把它讲成故事，用理智化防御机制疏解创伤。也可以用补偿（超越自卑）、升华（追求卓越）、转移等其他健康的防御机制来处理创伤。

（8）用主体间性理论，去觉察“后怕”的经验组织模式。例如，来访者地震险些遇难，总会闪回后怕，这本质上是一种我差点遇难的经验记忆组织模式。可以反反复复疏导来访者，时光不会倒流，过去了就没事了，害怕就是违反客观规律，创伤只是过去的记忆，现实的创伤困扰源于自己用过去的记忆吓唬现在的自己，这种经验组织模式是不客观的，也是情绪性、儿童式思维的。从现实性、物理性、时间性、客观性视角去想，它过去了，就真真实实地过去了。只是自己无意识地太重视记忆，所以它依然裹挟着自己。我要改变这种过去记忆裹挟现实自己的经验组织模式，过去了就没威胁了，让自己面对真实的现实。诠释重构反反复复，把意识化的认识通过反反复复的内化，冲淡潜意识创伤性的记忆。

（9）可以用寻找证据的方法提高心智化水平。例如，自己去辨认自己对创伤事件的恐惧情绪的后怕闪回，分析它是“证据推理”还是“情绪推理”的结果。创伤恐惧的基本特征就是移情和放大，所以基本上都是“情绪推理”的结果。那么可以学会觉察潜意识产生情绪的幼稚性，从“情绪推理”转变到“证据推理”，然后组织语言用疏导文的形式对潜意识进行疏导暗示。例如，面对没有证据不真实的威胁我就不应该害怕，如果依然害怕就是“情绪推理”控制了自我，它是一种心智化幼稚的表现，现实检验力需要提升。我要觉察它，要成熟起来。

12. 移情

一切关系都是移情。这个世界上可以说无处不移情，人面对应激情绪情感的过度反应，基本上都存在移情问题。所以咨询中对移情的洞察意识化是非常重要的。

先来看看弗洛伊德说的移情，“无论在技术上还是理论上，都应该把移情（transference）看成头等重要的因素”。[1] 这种因素使得精神分析治疗的基本特征更加明显。

精神分析前三个学派的整合者科恩伯格认为：“在咨询中，诠释主要是在此时此地做出的，而且聚焦于约瑟夫·桑德勒（Joseph Sandler）所说的当前的无意识。这就意味着大部分的诠释都聚焦于患者目前在其日常生活和治疗中被激活的焦虑。患者的冲突性客体关系的活现和诠释

① 熊哲宏. 弗洛伊德心理学入门：修订升级版［M］. 北京：中国法制出版社，2019：155.

有时会涉及当前的人际关系，有时则也许与治疗师有关。”① 这也是移情反应。

科恩伯格认为②：“移情指的是现在演绎出源自过去重要关系的互动模式。这些互动模式反映了患者内在客体关系的激活，而且该激活指向其目前生活中的某个人。源自过去致病性体验和致病性关系，严重影响了患者的人格结构。这些致病性体验和致病性关系，以及为应对其调动的防御，都经常活现在患者当前的人际关系中，主导移情的发展。在我们的模型中，早年的、重要的、情绪负荷的互动，连同与之有关的幻想和防御，会以记忆结构或内化关系模式的形式被组织在心理结构中，即我们所说的内在客体关系。这些心理结构，发挥着内隐图示的功能（内隐图示是个体潜在的组织其体验的方式）。内在客体关系会在特定的情境下被激活，一旦其被激活，将影响个体的主观体验，使个体的行动和感受方式与当前被激活的内在客体关系相一致。我们通过考察个体在日常生活中如何活现或实践内在客体关系，来理解这一过程。当内在的客体关系活现时，心理结构会被现实化。当使用术语移情时，我们指的就是这一过程。”

现代自体心理学认为：“移情，从弗洛伊德最初的论述开始就已经成为非常重要的精神分析概念。弗洛伊德把移情看作错误连接，对现实的扭曲——当下的分析师被错误地体验为病人过去的一个重要人物。随后移情也就一直被认为是一种退行、移置、扭曲以及投射。”③

---

① 伊芙·卡丽格，奥托·F. 科恩伯格，约翰·F. 克拉金，等. 人格病症的心理动力学疗法［M］. 钱秭澍，卢璐，译. 北京：人民邮电出版社，2019：68-70.

② 伊芙·卡丽格，奥托·F. 科恩伯格，约翰·F. 克拉金，等. 人格病症的心理动力学疗法［M］. 钱秭澍，卢璐，译. 北京：人民邮电出版社，2019.

③ 彼得·莱塞姆. 自体心理学导论［M］. 王静华，译. 北京：中国轻工业出版社，2018：124.

有了权威的理论观点，精分快疗在咨询中就可以引经据典地把它运用其中了。

精分快疗应用提示：

对移情的洞察诠释本身就有治疗的效果。除气质遗传因素，处理移情对于所有的敏感、反应过度问题都有非常重要的意义。既有面对实际问题的部分，如自然灾害及疫情的负性事件，又有人际关系的部分。但是要注意来访者的安全问题，有严重的创伤或精神疾病，又没有现实安全依恋和支持系统的来访者，对于移情的诠释要注意选择好时机。注意不要形成二次伤害甚至带来安全风险。

一个人对于新冠肺炎疫情严重焦虑的过度反应，可能与他过去生活的环境中有过的不安全威胁性记忆被激活有关，移情把现实威胁放大了。一个人对人际关系问题的反应过度，可能与他过去曾经被忽视、被嘲讽、被责骂、被霸凌、被抛弃、人际关系冲突、失败等人际关系创伤性记忆在现实中被激活有关。

例如，一对夫妻，男方出身贫寒，通过刻苦努力，考上大学，如今做了领导。女方生在城市，干部家庭，大小姐脾气。常常女方在家中一句很随意的话，比如“你把某某递给我”之类的话，就会令丈夫感觉不舒服，长此以往总会认为老婆说话像居高临下的命令，自己好像是个“使唤丫头”，所以两个人经常产生冲突，闹矛盾。通过访谈了解到，男方娶媳妇当时属于高攀，因为明显不是门当户对。虽然他在工作中取得了成绩，大家都认可，但这是意识层面的认识，在潜意识中的自卑并未被消除。意识的成绩并未内化到潜意识中补偿过去的自卑（这种补偿需要专业视角的意识与潜意识连接帮助）。所以，夫妻之间，一句并没有明显问题的话，男方可能会产生移情反应：我虽然是你丈夫，但是常常像个跟班似的，这让我不舒服。通常，这种因为移情的反应过度及深层的动机来访者往往是觉察到不到的，甚至不认为自己现在还没有自信。当咨询中，咨询师诠释了，来访者已经是个有成绩的人，但是其无意识的反应，还是站在了过去贫寒苦孩子的位置，所以常常会感觉到别人对自己的不尊重。其实，来访者的成绩应该补偿这种自卑感受，让自己建立新的更好的自信、自恋、自尊、自我价值感。无意识反应的立足点如果站在“我是一个有成绩的人”，当然就不需要害怕别人看不起自己了。如果无意识中的自恋水平还是贫苦的农村穷小子的位置状态，用它去面对一个城里人的伴侣，就容易出现反应过度的问题，就容易移情。这个案例说明了，敏感、容易生气发脾气背后的原因可能是发生了移情。

需要说明的是，现实的放大过度反应与移情有关。但是，过去的记忆的事件性质、类型、形式不一定是与现实对应的。它也会是一种自恋自尊低水平现实的变形反应，甚至是泛化到各个方面。

移情也会体现在咨访关系中，但是从短程咨询的视角来看，它并不是观察现实冲突信息的主要手段。

13. 经验、情感

口诀的“经验”提示，主要指的是精神分析的第五大学派主体间性理论（intersubjectivity theory）的“经验组织模式（或原则）”的核心概念。

“经验组织模式”，它包括认知和情感体验两个内容。

情感是主体间性理论的动机，它源于生活的经验，是“经验组织模式”的基础，是发现过去及现在问题最重要的关注点。可以理解为思维方式（经验组织模式）决定了个体的情感状态，而这个思维方式的形成又与过去的生活经验相关。在精神分析主体间性理论中情感取代了经典精神分析理论的驱力概念（注："情感"的洞察提示在操作口诀"剥葱头也观情感"中）。

主体间性理论是精神分析理论的进一步成熟，是将浩瀚纷繁复杂的精神分析理论技术概念驭繁就简，使之浅显明了的理论学派。

它的产生过程①，是在胡塞尔的哲学和科胡特自体心理学的影响下，于 1980 年之后开始发展的创造性的贡献。1993 年，罗伯特·史托罗楼（Robert Stolorow）与乔治·E. 阿特伍德（George E. Atwood）所著的《云中的面孔：人格理论中的主体间性》（*Faces in a Cloud：Intersubjectivity in Personality Theory*）一书的发表，标志着精神分析学派大家族中这个新学派的建立。也有将其归入自体心理学发展的分支。

主体间性理论开始源于奥地利哲学家埃德蒙德·古斯塔夫·阿尔布雷希特·胡塞尔（Edmund Gustav Albrecht Husserl，1859—1938）哲学的现象学的影响，"认为人一出生就具有人类的基本功能和人际关系，情感是人成长的基本动机，人的所有体验都是主观的体验。我们不可能了解他人，我们了解的是我们想象的他人。所以，在咨访关系中经过共情和内省而获得的对来访者的体验，是唯一能适用于心理咨询分析过程的"。②

主体间性理论学派创立者罗伯特·史托罗楼这样诠释主体间性理论的观点："精神分析思想从驱力至上向情感至上的转变，将精神分析推向现象学情境主义和聚焦在动态的主体间场为中心。"③ 这个场是来访者与咨询分析师两个主体交汇构成的特定的心理场，它是一个整体心理

---

① 彼得·莱塞姆. 自体心理学导论［M］. 王静华，译. 北京：中国轻工业出版社，2018：155-156.

② 彼得·莱塞姆. 自体心理学导论［M］. 王静华，译. 北京：中国轻工业出版社，2018：155.

③ 博斯克，等. 主体间性心理治疗［M］. 尹肖雯，译. 北京：中国轻工业出版社，2013：110. 彼得·莱塞姆. 自体心理学导论［M］. 王静华，译. 北京：中国轻工业出版社，2018：157.

互动的系统，是一种经验。

归纳一下，在主体间性理论中有两个核心要素：一是治疗师和来访者之间关系非常重要。来访者和治疗师一起建立了咨询场及体验，双方参与其中并都做出了贡献；二是发展的视角，治疗师需要和咨询人一起去探索，带有问题的“经验组织模式”是如何形成的，然后将其改变得更具适应性。

主体间性理论的精神病理观①：

心理问题源于个人当下的主观体验感受，及形成这种体验感受背后复杂的成长背景，亲子关系中孩子的主体与双亲的主体之间关系的严重断裂和不同调。孩童的发展和需要无法从双亲那里得到足够好的镜影，情感需求没有得到基本的满足。当感受自己被忽视、怠慢、否认、隔离，甚至责怪打压的时候，孩童为了维持自己所需的主体与客体的关系、情感的需要及保持心理的平衡，就会形成自己特定的“经验组织模式”，并开始用它去理解自己的经历，形成一套个人化的理解和理论，即“经验组织模式”。这种“经验组织模式”是对所经历情感体验组织加工的结果。孩童通过这些方法来理解自己，理解他们的生活，理解他们的体验。这些原则模式会一直持续到他们成年早期，甚至是整个成年时期。主体间性理论认为孩童主体在很大程度上是被外在现实所建构的，双亲的回应及情感不同调是精神病理的常见来源。成长中的情感及整合是自体、客体体验的核心内容。常见的“经验组织模式”如：我是不可爱、不被人喜欢的，我很笨，干什么都不行等，它就像我们说的思维方式。同时主体间性理论在理解诠释客体的时候，也强调了积极的同理心视角，即在治疗中要去寻找到能够解决过去问题诠释的“真

---

① 彼得·莱塞姆. 自体心理学导论［M］. 王静华，译. 北京：中国轻工业出版社，2018：159.

理”，而不是去发现客观问题事实。

主体间性理论的心理动力①：

主体间性理论用情感替代本能驱力，认为情感是动机中心。并认为它得到了进化心理学、心理生理学、神经学、心理动力结构等分支科学对情感研究的支持。它之所以是精神分析取向的，是因为它会关注到幼年经验组织模式形成的情景和过程。主体间性理论的心理结构，是指广义上的人际互动模式，即经验组织模式。

主体间性理论心理治疗目标②：

史托罗楼和他的同事认为（1987），“主体间性理论心理治疗的目标是在治疗师的引导下，来访者的主观世界逐渐展开，表露、获得解释并且最终发生变化的过程。同时第二个任务是对来访者主观经验的解释，即从专业角度出发，对来访者的主观经验以及来访者对主观经验赋予的意义给予解释”。

主体间性理论十分重视对主观体验感受的解释，也更加重视更新人的“经验组织模式”，提高心理健康的维持能力保持心理平衡。

精分快疗“积极赋意是关键”与主体间性的理念有相同的取向解释：“刚开始来访者的经验组织模式认为父亲是冷漠苛刻的。通过解释让来访者能够理解，父亲之所以这样冷漠，是因为想让她通过自己的努力，帮助她自立。只有这样孩子才能更好地应对这个残酷的世界。这样理解了父亲的冷漠苛刻，来访者的经验组织模式就发生了积极的变化。”③

---

① 彼得·博斯克，［南非］阿曼达·科特勒. 当代自体心理学——多样性的新发展［M］. 王静华，郑艳，译. 北京：中国轻工业出版社，2019：40.

② 彼得·莱塞姆. 自体心理学导论［M］. 王静华，译. 北京：中国轻工业出版社，2018：162.

③ 博斯克，等. 主体间性心理治疗［M］. 尹肖雯，译. 北京：中国轻工业出版社，2013：13.

主体间性理论心理治疗认为治疗师对咨询人的共情，如倾听和理解，加上治疗师的自省是心理治疗的两个必要条件。

主体间性理论咨询的四个要点①：

（1）关注和同调来访者的体验。

（2）教会来访者去描述他们的情绪，对来访者的情感进行协调性反应。

（3）关注治疗关系。并对来访者的“经验组织模式”进行阐释。

（4）对来访者如何赋意产生的主观体验进行探索；去共同探讨旧的“经验组织模式”带来的问题，并开始形成新的“经验组织模式”。共同发展出一段成长故事，帮助来访者理解自己。

我们可以这样来进一步地描述：治疗师和来访者是两个主体，在治疗师和来访者之间通过对体验、情感、认知、行为，形成情感协调的共情（主体间性共情概念：治疗师和来访者建立情感连接、同调）和自省（治疗师在与咨询人建立情感协调的关系时不断地对自己的状态自我觉察）的主体间性治疗场，从咨询人的情感状态去发现其幼年成长所形成的“经验组织模式”（认知及情感体验模式，例如，我是不可爱、不被人喜欢的）及形成的背景。在两人情感协调同调的主体间治疗场中，通过探索，阐释去更新咨询人的“经验组织模式”，从而提高心理健康、心理平衡的维持能力。通过诠释和咨访关系体验，促进来访者的发展，创建新的“经验组织模式”，这些组织模式原则会无意识且自动地塑造他们新的体验。例如，我是被人喜欢的，即使有的人不喜欢我，也并不意味着我不可爱。所以主体间性理论视角的心理治疗过程，

---

① 博斯克，等. 主体间性心理治疗［M］. 尹肖雯，译. 北京：中国轻工业出版社，2013：110. 彼得·莱塞姆. 自体心理学导论［M］. 王静华，译. 北京：中国轻工业出版社，2018：158.

关键是在共情的前提下，展开旧的“经验组织模式”并因此获得新的“经验组织模式”。

主体间性理论的咨询立场①：

在心理治疗中，主体间性理论拒绝中立、客观的咨询原则。他不针对特定的症状，而从经验组织模式进入。同时主张给予来访者去病化。

关于与精分快疗相同的治疗的积极赋意取向，在《主体间性心理治疗》一书中有这样的描述：“对患者而言，阐释是否具有意义取决于治疗师的阐释是否具有自体客体功能。因此，我们并不以是否接近事实为标准判断治疗师的阐释，而是以患者是否觉得阐释具有意义为标准。所谓对患者有意义的阐释，是指患者通过治疗师的阐释获得一种新的经验组织模式达成新的自我理解，这种理解有助于成长。”②

也就是说，治疗师的能力不在于能够发现多少过去的成长问题的“客观真实”情况，而在于如何能够有效地去疏解其中的问题提高适应性思维。即心理治疗的“真理”不是被发现或揭露的，而是被共同创建的。这也是精分快疗操作口诀“积极赋意是关键”的取向。

精分快疗应用提示：

在口诀中，“经验”与“情感”两个点的应用，最突出的是精神分析的理论可以驭繁就简。它忽略了复杂难记防御机制的视角，而把人人都能懂的情感和它体验形成的经验组织模式（思维方式）作为了关注的核心。这使得国际上认同的精神分析的心理咨询可以变得简单明了化了。

---

① 彼得·莱塞姆. 自体心理学导论［M］. 王静华，译. 北京：中国轻工业出版社，2018：167.

② 博斯克，等. 主体间性心理治疗［M］. 尹肖雯，译. 北京：中国轻工业出版社，2013：117.

这和精分快疗操作口诀中的描述“他要倾诉你倾听，他要沉默你共情，剥葱头也观情感”有化繁为简理念取向的相似，做心理咨询，两个人坐下来，咨询师要理解共情来访者这个主体，然后访谈观察他的情绪和情感，然后一起分析讨论他形成这种情绪情感的思维方式是什么？例如，别人都不喜欢我，所以我和别人交流会恐惧，然后既分析他现实的思维方式造成了现实的情绪情感困扰，再进一步分析过去、幼年，分析这种思维方式是在什么情景下形成的；并不以找到父母的“罪证”为目标，而是两个人用同理心，去辩证地讨论和发现改变这种不适应的思维方式新的“真理”，形成新的、适应的思维方式。思维方式适应现实了，情绪情感就正常健康了。例如，任何人都会有喜欢自己的人，也会有不喜欢自己的人，并不是只有自己如此，所以也不可能所有人都不喜欢自己。所以简单地说别人都不喜欢我是不恰当、不可能的，它是幼年的幼稚局限所形成的。正确的思维应该是：一定会有喜欢自己的人，正常。也一定会有不喜欢自己的人，也正常，都不用太在意，因为它是人际关系中的常态。再说，父母即使是对我的养育有疏忽，也是因为他们有不得已而为之的难处。人的情绪问题，常常是因为用了过去的经验组织模式去体验当下。有了这种新的思维方式和观念，面对人际交往问题的时候会淡定许多，因为自己知道：你不喜欢我，一定有别人喜欢我，所以我不需要那么在意。这就是更新后的、适应的经验组织模式。

14. 焦虑

心理学通常认为焦虑就是人的担心、害怕、不安、紧张。

我们会从精神分析主要的两个焦虑理论——弗洛伊德和卡伦·霍妮理论来进一步描述焦虑。

（1）第一部分：弗洛伊德的焦虑理论

卡伦·霍妮在《我们时代的神经症人格》一书中这样描述了弗洛伊德的焦虑学说，“弗洛伊德成功地提出了两个有关焦虑的观点：第一个观点，简单说就是焦虑产生于对本我冲动的压抑。这个冲动特指性冲动。如果性能量得不到释放，便会在体内产生生理性的紧张而转化为焦虑。第二个观点（主指神经症性焦虑），焦虑源于自我对本我性冲动的恐惧。因为发现和实现这些冲动将会招致外来的危险”。① 综上，焦虑可以理解为，是以性为核心的力比多生理欲望的被压抑产生的生理紧张感，和自我对性冲动释放遇到危险的恐惧无力感。

我们可以看到，弗洛伊德的视角主要是人的生理欲望满足。例如，在欧洲的维多利亚时代，一个屈从于性冲动的未婚少女，必然会面对自身道德的折磨和来自社会羞辱产生的恐惧无助感。道德的折磨和社会的羞辱就是释放欲望的危险因素。而那些放纵于自慰冲动的人，必须面对阉割恐吓致命的身体损害或心理疾病的警告。阉割恐吓、身体损害、心理疾病，也是性需求释放中屈从于自慰带来的危险。这是弗洛伊德的，受到宗教影响以性压抑为时尚的时代的焦虑因素描述，也容易被我们现代人理解。

早期弗洛伊德认为，“人的力比多欲望因为内部因素和外部环境无法释放就会产生焦虑”。② 到了弗洛伊德后期，他认为“焦虑是本我力比多释放受到自我的压抑产生的恐惧和无力感，或者叫孤独无助感”。弗洛伊德发现了焦虑是自己的主观因素、人的本能冲动诱发的。

---

① 卡伦·霍妮. 我们时代的神经症人格［M］. 杨柳桦樱，译. 北京：台海出版社，2016：049.

② C. S. 霍尔. 弗洛伊德心理学入门［M］. 陈维正，译. 北京：商务印书馆，1985：51-59.

弗洛伊德描述了人的三种焦虑：现实性焦虑（也称为客观焦虑）、神经症性焦虑、道德性焦虑。这三种焦虑其共同点是自身的不快感。它们之间的不同仅仅在于其产生的根源。在现实性焦虑中，其危险根源来源于外界。如人们害怕毒蛇、持枪者或失去控制的汽车。在神经性焦虑中，威胁来自本我的释放对象选择，人们害怕自己被不可遏止的性冲动所支配，而做出让自己恐惧的事情来，或者产生出这样的念头。在道德性焦虑中，威胁的根源是超我系统中的道德良心。人们害怕因为自己的行为或思想不符合超我理想的标准而受到道德良心的惩罚。简言之，自我体验到的三种焦虑是：对外界事物恐惧的现实（客观）性焦虑，对本我欲望释放恐惧的神经症性焦虑，以及对道德良心谴责恐惧的超我焦虑。下面我们分别对三种焦虑做进一步的描述。

第一种：现实性（客观性）焦虑。

现实性焦虑是一种痛苦的情绪体验，产生于对外界危险的知觉。当危险消除时，现实焦虑就会缓解或消失。

现实焦虑产生的环境：

①一切创伤性恐惧焦虑体验原型，都源自婴儿从母体出生时所带来的创伤性记忆。出生是人的初始创伤。

②人出生后在成长环境中遇到问题，任何时候感觉到恐惧、无能为力时，都可能会激活婴幼儿时记忆的恐惧无助感，从而会诱发焦虑。如学习工作压力、亲密关系问题、陌生人际关系和环境、经济压力、社会治安、政治运动、瘟疫、坐飞机交通事故等现实因素。

③现实焦虑与早期婴幼儿恐惧无能为力的体验有关，均由此衍生而来。

现实焦虑产生的病理机理：

从弗洛伊德人格的本我、自我、超我的“三我”人格结构视角来看，现实焦虑是因现实外在刺激因素所诱发的，产生于“三我”人格中的自我。

通常现实刺激使得自我产生了现实焦虑。这个焦虑和刺激诱发因素水平是相对应的。如果反应过度、长时间焦虑，甚至会反复出现症状影响正常社会功能，这时就要考虑有神经症性焦虑了。

如在新冠肺炎疫情中，新冠肺炎疫情是现实刺激，几乎人人都有焦虑。因为它影响了我们正常工作生活、吃喝玩乐，甚至给每个人都带来了生命危险。所以感到焦虑是正常、合理的。但是如果长时间被吓得整天忐忑不安，不能正常生活工作，就要考虑不只是现实焦虑那么简单了。它可能是现实焦虑夹杂着神经症性焦虑。

现实焦虑是精神分析快速疗法首先要解决的内容。

第二种：神经症性焦虑。

神经症性焦虑是指对自我不能管控本我欲望的释放所遇到危险的担心、恐惧和孤独无力感。这种情绪产生于人格中的自我部分。对自我来说，神经症性焦虑与现实客观性焦虑相比是更为沉重的负担。

神经症性焦虑有三种形式：

神经症性焦虑的第一种形式是“期待的焦虑”，也称“广泛性焦虑、游离型焦虑、自由浮动型焦虑”，它往往产生在比较顺利的环境中。这种焦虑在神经质的人身上尤其显著，他们天天担心着有什么可怕的事情将要发生。不过，这种人害怕的是自己的本我，而不是外界。神经症性的广泛性焦虑的特点：即使是没有外界的威胁，也总会有一种惴惴不安的感觉。

神经症性焦虑的第二种形式是“过度反应式焦虑”，即“恐惧症、恐怖症”。即使是很小的甚至没有威胁的刺激，也会产生恐惧焦虑反应。中国历史上杞人忧天的典故表现的就是这种形式的焦虑症。

中国古时候的杞国，有一个胆子很小又有点神经质的人，他常会想到一些奇怪的问题让人觉得莫名其妙。有一天，他吃过晚饭以后，拿了一把大蒲扇，坐在门前乘凉，并且自言自语地说："假如有一天，天塌了下来，那该怎么办呢？我们岂不是无路可逃，而将活活地被压死，这不就太冤枉了吗？"从此以后，他几乎每天为这个问题发愁、烦恼，朋友见他终日精神恍惚、脸色憔悴，都很替他担心。但是，当大家得知原因后，都跑来劝他说："老兄啊！你何必为这件事自寻烦恼呢？天空怎么会塌下来呢！再说即使真的塌下来，那也不是你一个人忧虑发愁就可以解决的，想开点吧！"可是，无论人家怎么说，他都不相信，仍然时常为这个不必要的问题担忧。很明显，这位忧天者就是神经症性焦虑。从中可以看出来，恐惧症的特点是恐惧程度完全超出了所害怕对象的实际危险程度。这种人可能对下述事物害怕，如蛀虫、老鼠、广场、高楼、天空、纽扣、橡胶、独居、黑暗、横跨街道、特定人群、当众讲话等等。在这些事例中，恐惧是非理性的，因为这些焦虑主要源于本我的欲望释放期待在自我中产生的恐惧，而不是外界。恐惧的对象代表了满足本能的诱惑，或者以某种方式与本能的对象选择相联系。即每种神经性恐惧背后都有一种本我对所害怕的事物的原始愿望。恐惧的正是其期待的，人们想要的正是自己所恐惧的东西，或者正是与所恐惧的对象相联系的东西，或者正是能象征其所恐惧的东西。例如，一位青年女性对接触橡胶制品怕得要命，她却不明白恐惧的原因，只知道自己的这种恐惧从有记忆的时候起就一直存在。通过分析揭示出下述事实：当她还是一个小女孩时，父亲买回两个气球，她和妹妹一人一个。她一时发火弄爆了妹妹的气球，为此，她受到父亲的严厉惩罚。另外，她还不得不将自己的气球赔给妹妹。根据进一步分析，她曾强烈地妒忌妹妹，甚至暗地里希望妹妹死去，这样自己就成了父亲唯一钟爱的对象。破坏妹妹的气球，是她对妹妹的危害性行为。随之而来的惩罚和她自己内心的“罪恶感”，从此与橡胶气球联系了起来。以后只要她一接触橡胶，她便会害怕自己再萌生出除掉妹妹的想法，这就促使她不能不避开这类东西。

神经症性焦虑的第三种形式是“恐慌”反应或近似于恐慌的反应，也称为“急性焦虑发作或惊恐发作”。这些反应突如其来，而且无明显的刺激原因，典型的表现是，患者在进行日常正常的活动时，突然出现强烈的恐惧感，甚至濒死感，难以忍受。常常伴有心悸不适感，呼吸困难，甚至窒息感等多种躯体症状。一般十五分钟左右可自行缓解。缓解后一切如常，有可能反复发作。

在“惊恐发作”的形式中，“恐慌行为”是惊恐反应的低级形式，恐慌行为一般表现得比较温和。这种情形可以在一个人行事违反其性格和常态时看到。他可能脱口而出一句特别令人讨厌的话，或者从商店里顺手牵羊地拿走一件不太值钱的小物品，或者说人坏话。在这些事例中，可以说此人的行为是出于无意识的冲动。因为这些行为可以降低本我欲望释放对自我的压力，从而减轻了神经性焦虑。

总之，神经症性的第三种形式急性焦虑、惊恐障碍发作，其目的是通过本我所需要的惊恐行动来降低和解除自我中极度痛苦的神经症性焦虑，尽管自我和超我禁止这样做，但在某些状态亦不能控制住。

惊恐障碍（急性焦虑）发作，也与潜意识的焦虑被现实环境诱发激活有关。它可以是上高楼、进山洞，坐地铁的密闭压迫感暗示刺激，可以是超市购物轻松氛围中的自然激活等外界因素。可以通俗地理解为潜意识中积累的冲突、焦虑、恐惧到一定程度，遇到合适的环境突然集中地释放、发作。

神经症性焦虑会表现在日常生活的方方面面，原因是在人格结构的本我、自我、超我中，其冲突模式已经成为一种经验习惯，从而会表现出长期的各种焦虑症状。

第三种：道德性焦虑。

道德性焦虑源于自我和超我的冲突，也称“超我焦虑”，是代表道德良心的超我，感受到自己的言行违背了现实生活的道德标准及要求而产生的焦虑。超我形成之后人们就可能体验到现实需要和超我的要求之间冲突而引起的焦虑。道德性焦虑也可因为我们的行为与道德标准不一致而产生。

道德性焦虑是自我对罪恶感和羞耻感的体验，其产生的原因是自我意识到了来自超我道德良心谴责的危险。道德良心是权威的父母在人们心中内在化的结果，人的理想通过父母影响深深地植根在儿童人格的超我之中。因此，衍生出道德性焦虑的恐惧是后天的、客观的。如同神经性焦虑，道德性焦虑的根源存在于人格的构造中；而且，跟神经性焦虑一样，人们无法靠回避来逃脱罪恶感。这种冲突纯粹是内心的，是构造性冲突，不涉及人与外在世界之间的关系。只是当我们从产生道德性焦虑的历史过程上看时，道德性焦虑才是对父母的客观性恐惧的派生产物。

道德性焦虑与神经症性焦虑之间有密切的关系，因为超我的首要敌人就是本我的原始的释放对象的选择。这关系产生于父母制定的规矩，它们主要用来阻止儿童实现其性欲冲动和攻击冲动。因此，道德良心就是父母的权威在儿童内心的代言人，它由一系列禁令构成，这些禁令使儿童不至于耽于声色和目无法纪。

在生活中，有这样一种具有讽刺意味的现象：道德高尚的人比道德败坏的人更经常体验到羞耻。其原因是，仅仅是不好的念头就可以使有道德的人感到无地自容。一个严格约束压抑自己欲望的人，必定会产生大量的本能诱惑性想法，因为他的本能冲动能量别无其他出路。一个道德败坏的人不具有如此强烈的超我，因此，当他想到或做出什么违反道德准则的事情时，就不大可能感受到同样的良心谴责。罪恶感是理想主义者为约束本能而付出的代价。

我们说过，焦虑是自我面临危险时的警报。在现实性焦虑中，如果一个人用否认的防御机制忽视这种警报，他就得吃苦头，就得承受生理上的损伤和痛苦，就得饱尝物质的匮乏和被剥夺的滋味。如果留意警报，他则可能避免伤害，这就是预控的高级防御方式。在神经症性焦虑和道德性焦虑中，危险不在外部世界，也不是某种痛苦的生理损伤或他所害怕的物质匮乏。那么他恐惧的是什么呢？他害怕的是自我的恐惧本身。这一点最明显的表现莫过于罪恶感，罪恶感对人来说是直接的痛苦。事实上，它可能变得简直无法忍受，以至于感到内疚的人不得不做出什么事来，以求得来自外界的惩罚，达到赎罪和解脱的目的。大家知道，有人出于内疚而犯罪，他们很容易被抓住，因为他们正希望被抓住和受罚。与此相似，神经症性焦虑的压力不断增加可能会使人丧失理智，做出非常冲动的事情来。这种冲动行为造成的后果，被认为要比焦虑本身的痛苦好一些。如电视中播出的贪官自白，在行为未暴露前他们几乎天天是惴惴不安的，在这种焦虑的痛苦中，他们某一天突然去自首，进了监狱，反而发现在监狱中，每天都睡得很踏实。这是因为在监狱中超我的压力已经大大减轻，害怕突然有一天有关部门派人来把自己带走的恐惧随之消失，罪恶感也得到安抚，自我产生的焦虑便会大大降低。在监狱里比在外面焦虑的折磨要少很多。神经症性焦虑和道德性焦虑不仅是发给自我的信号，警告即将来临的危险，而且它们本身也是危险，是一种长期的危险。

（2）第二部分：卡伦·霍妮的焦虑理论

卡伦·霍妮（Karen Horney 1885—1952），德裔美国心理学家和精神病学家，德国柏林大学医学博士，新弗洛伊德主义的主要代表人物。霍妮是社会心理学的先驱，她以文化决定论取代了弗洛伊德的生物决定论。并由此创建了“社会文化学派”的新精神分析学派，她相信用社会心理学说明人格的发展比弗洛伊德性动力的概念更适当。她是精神分析学说发展中举足轻重的人物。有《精神分析方向》《我们时代的神经症人格》《自我分析》《我们内心的冲突》等著作。

霍妮认为，“弗洛伊德对文化因素的忽视，不仅导致了一个错误的结论，还在很大程度上限制了我们对态度和行为的真实动力的认识”①。

霍妮指出，“在讨论恐惧与焦虑的不同之处时，我们得出的第一个结论：焦虑本质上是一种涉及主观因素的恐惧”②。“然而，进一步分析显示，焦虑的起因往往不在于性冲动的受阻，而在于与此相联系的敌对性冲动。如通过强制发生性关系的伤害或羞辱带来的敌对冲动。”③“这很重要，如前所述，焦虑是神经症的动力中心，我们也因此不得不随时与它打交道。”④

焦虑的成分：“焦虑的成分其中之一便是无助。一个人可以积极勇敢地面对巨大危险，但是在焦虑状态下，一个人会感到（事实上也的确是）孤立无助。焦虑的另一个成分是明显的非理性。焦虑的最后一

① 卡伦·霍妮. 我们时代的神经症人格［M］. 杨柳桦樱，译. 北京：台海出版社，2016：11.

② 伦·霍妮. 我们时代的神经症人格［M］. 杨柳桦樱，译. 北京：台海出版社，2016：38.

③ 卡伦·霍妮. 我们时代的神经症人格［M］. 杨柳桦樱，译. 北京：台海出版社，2016：40.

④ 卡伦·霍妮. 我们时代的神经症人格［M］. 杨柳桦樱，译. 北京：台海出版社，2016：24.

个成分，非理性焦虑是一种隐谏，它警告我们自身某方面出了问题，因此，自我彻查是一种挑战。"①

焦虑的四种应对方式："在我们的文化中，主要有四种逃避焦虑的方式，这就是把焦虑合理化，否认焦虑，麻醉自己，回避一切可能导致焦虑的思想、情感、冲动和处境。"②

精分快疗应用提示：

从应用的视角看，对焦虑的分类，笔者会更多地选取弗洛伊德的理论。因为它几乎可以包括各种焦虑。当然也会融入卡伦·霍妮的社会文化影响、人际关系、自恋自尊需求满足的过程中形成的焦虑视角。笔者在临床经验中发现，具有神经症水平焦虑特征的人很普遍，他们也同时会在现实应激反应中出现现实焦虑，形成现实冲突。这两者的结合常常让现实焦虑、冲突放大。精分快疗关注的核心是先疏解现实冲突，从而缓解继发性的症状之一——焦虑。笔者的做法是先从现实焦虑开始疏解，按照由近到远、由易到难的逻辑排序去安排咨询进程。等访谈资料相对充足了再去评估人格及焦虑的类型。下面笔者按照三个不同层次进行阐释。

（1）在应用中首先要考虑的是现实焦虑，因为现实因素诱发的焦虑及症状解决起来相对容易、快。因为个体出现现实应激反应前状态是正常的，这说明了人格水平。例如，学习压力、经济困境、婚姻恋爱、人际关系冲突、灾害瘟疫等等。现实焦虑中也常常伴有神经症性焦虑，如疏解中发现总是反复地焦虑可能与神经症性焦虑有关，甚至是人格障

① 卡伦·霍妮．我们时代的神经症人格［M］．杨柳桦樱，译．北京：台海出版社，2016：29-32.

② 卡伦·霍妮．我们时代的神经症人格［M］．杨柳桦樱，译．北京：台海出版社，2016：28.

碍水平的。但是这不会影响对现实焦虑先疏解的排序，只会增加现实焦虑疏解的难度。在疏解现实焦虑的时候有六个视角可以参考。

①洞察气质人格与移情。与现实应激事件水平相对应的焦虑是正常反应，如新冠肺炎疫情中，几乎人人外出到公共场所都会焦虑被影响。但是，如果反应水平过高，有可能是人格气质属于敏感特质的，这个可以从父母的人格特质和是否自幼就很敏感方面获得参考。气质性的敏感不在我们的工作的范围内。还有可能是因移情诱发的过度反应（请参考移情一节）。洞察焦虑反应过度是幼年就具有的，还是因为记忆中经历某些负性环境和事件以后形成的，有助于区别是人格气质性的还是现实创伤性的移情反应。焦虑性的创伤移情性反应，例如，现实人际关系的过度敏感焦虑与幼年家长殴打呵斥责怪忽视的成长环境的记忆相关。如果能够比较容易地找到来访者已经意识到（低风险）的创伤记忆，可以从移情的视角对现实焦虑的敏感放大与过去创伤的关系做概念化诠释：过去经历某些负性事件以后变得敏感了，当下焦虑的敏感放大，有过去创伤记忆的驱动因素；现实对环境和客体关系过度放大的焦虑，是在潜意识中对曾经的养育环境和养育者恐惧记忆的现实激活再现。洞察诠释分析它就是意识化，能够降低放大的焦虑。总之，画龙点睛式地诠释这种因果关系，要先处理现实应激诱发焦虑的过度反应，同时也要能够认识与人格相关的焦虑部分，但是它并不能够在短时间（如 24 次内）咨询设置内解决。

②寻找修复建立现实安全依恋、归属感。在面对焦虑的时候，寻找修复建立现实的安全依恋关系及归属感，非常有助于降低现实的焦虑水平。

③引导认识人生规律、用合理化防御把焦虑源合理化，接纳生活常态。中国有句老话叫人生苦短，弗洛伊德认为分娩是人的最初的创伤，

它是个体以后一切焦虑的基础。也就是说，人从出生开始就不可避免地会遇到人人都会遇到的困难、创伤，家家有本难念的经。所以树立宏观接纳现实的思维有助于降低焦虑；尽人事，听天命，用升华的防御机制顺其自然的思维去面对生活，兵来将挡，水来土掩。

④使用支持性技术。当代的精神分析亦提倡支持性技术的使用。如帮助分析、提供建议、教授应对手段，帮助提升现实检验力，以及帮助处理环境中的困境。

⑤寻找现实的积极资源。把现实积极的资源有条理地列出来，把它不断意识化，有助于提升自我心理能量、效能感及自我功能，从而降低焦虑。例如，我有父母家人的支持，我有经济能力抵御这种风险，我过去有应对困难的经验、现实有应对的能力，我有好朋友可以倾诉，我曾经有渡过难关的成功经验，我还年轻可以把它当成我试炼成长的过程（升华防御），我还年轻，有时间去期待未来（预期防御），同时我有信得过的心理咨询师帮助我等。

⑥用预控防御，对现实焦虑做最坏结果的分析。常常严重的焦虑是情绪性幻想的结果，它无意识地放大了负性事件不好的预期，越想越恐惧、越紧张。当对最坏的结果理性地、有条理地做出分析后，它限制了幻想的不断放大，焦虑随之被限制了；来访者会感觉到，大不了如此，没有什么可担心的。这也可以看作情绪管理健康的预控防御。

（2）对于有现实应激的焦虑和神经症性焦虑混合的情况，应该考虑用中长程咨询的设置去处理，可以参考以下八个视角。

①从经典精神分析“三我”平衡的视角看，它与本我的期待、欲望释放带来的风险给自我造成的恐惧无力感有关，也与人际关系、自恋需求的恐惧有关。如何把期待欲望调整到适度的水平，或者找到更合理的释放渠道是关键，可以适当地运用禁欲的防御机制降低内心冲突。人

格中的本我、自我、超我的“三我”平衡是缓解焦虑的核心。笔者认为，可以从弗洛伊德的本我生物本能需求动机，再融入客体关系需求、期待，自恋自尊的需求未满足造成焦虑的视角入手，整合运用禁欲的防御机制，适度降低欲望和预期从而去调整内心平衡降低焦虑。

②从自我心理学视角看，可以用提升防御机制的适应性的方法，去把内心冲突引导到低焦虑区域从而改善焦虑。例如，有意识更多地使用压制（搁置，放一放）、预控（事先有所准备）、利他（吃亏付出就是积德行善）、幽默、升华（核心是适应性）、积极补偿（刻苦努力，超越自卑）的机制。

③从客体关系的视角看，焦虑与过去内化的、带有恐惧的、不良的客体关系有关。需要在咨访关系的移情反移情中、来访者与重要客体的关系修复中，重新内化好的客体以及用积极赋意的诠释修补过去内化坏的客体关系。潜意识内在客体关系记忆改善了，人的现实焦虑应激水平会随之改善。注意当诠释过去的客体关系时，积极赋意是精分快疗核心的疏导取向。

④从自体心理学的视角看，焦虑与自体结构的脆弱有关。它与自体自恋水平的不充盈，镜影、理想化榜样、另我的三个移情需求的满足水平有关。咨询师及其他重要客体成为好的客体，来访者可以利用新的客体功能，在共情自省和恰到好处的挫折的关系中，去重新修补过去自恋移情的自体客体缺失，从而降低自体的脆弱性和焦虑。

⑤从主体间性理论视角看，容易焦虑就是在过去的经历中，由体验、经验形成的思维模式。要反复洞察诠释这种带来焦虑的经验组织模式，用更适应的模式替代旧的模式。例如，将我是不被人喜欢（所以焦虑）的旧模式，转化为新的模式：人都有被喜欢和不被喜欢的两个方面，不被有些人喜欢，不代表所有人都不喜欢我，焦虑是幼年弱小无

力形成的经验组织模式，今天的我已经长大，不需要那么焦虑了，因为我已经可以应对各种应激了。所以我应该用泰然处之的经验组织模式，而不必那么焦虑。可以用这些语言编成疏导文，反复对来访者的潜意识进行意识化，使其改变旧的经验组织模式去降低焦虑。

⑥用认识领悟疗法，识别焦虑的幼稚性降低焦虑：过度的焦虑是情绪性放大的结果。可以引导来访者做两个推理确认去降低焦虑水平。一是情绪推理：用情绪感受去确认事件的威胁，决定了自己的焦虑水平。这种模式会增加焦虑。即情绪水平决定了焦虑水平。因为情绪会像一滴墨水滴入玻璃水缸中，不断扩散放大让焦虑变得漫无边际。从成因上分析，没有实证依据的情绪思维，就像婴儿的反应模式一样，把面对事件的应激反应放大了，诱发了焦虑。比如喂奶晚了一点，婴儿可能会哇哇大哭，因为他分不清事情的轻重，只凭感受、猜想及幻想决定自己的焦虑水平。所以这样的焦虑不客观、不合理、不真实、不成熟、不应该。它是一种幼稚的婴儿式的反应模式。二是证据推理：引导来访者分析自己的焦虑，有没有真实、应该焦虑的证据让自己焦虑？如果有充足的证据，可以进一步分析为什么会这样。焦虑常常是没有合理证据放大的恐惧，而有逻辑、有证据是人思维成熟的表现，是成年人的思维和人格特征。成年人应该用有逻辑、具体化、证据化的思维去管理自己的情绪。没有证据的焦虑恐惧就应该识别它、淡化它。告诉自己，没证据又焦虑，是婴儿式思维，要放弃，要用成年人的思维去应对事物。例如，一个人总是因为怕别人说自己不好而焦虑，除了要觉察这种猜疑是幼年客体关系的反应外，用寻找证据的成人逻辑去思考也是降低焦虑的好方法。让来访者意识到，自己瞎猜，是婴儿式的思维，是幼年弱小无力感的思维惯性，应该用有具体证据的成人逻辑去思考，去平衡自己的焦虑水平。没证据的就不必多虑，否则可以概念化为婴儿式思维的反应。是

自己婴儿式情绪性的思维裹挟了现实的自己。洞察概念化本身就是意识化，就会对降低焦虑有帮助。

学会觉察，焦虑几乎总是对现实没有威胁的，是过去的记忆和想象的焦虑困扰了自己。

⑦恐惧症常常与创伤性事件有关。如上面讲过害怕橡胶的案例。把接近进入意识的创伤事件拿出来，重新讨论诠释解读去降低焦虑。值得注意的是，精分快疗因为时间短，不要深挖在潜意识中压抑的创伤。因为咨询设置、咨访关系水平和时长都不容许，否则创伤打开后没有处理好容易加重症状。

⑧急性焦虑、惊恐发作与过去压抑的积累有关，也与现实自我效能感弱有关。它常常是潜意识中长期的内心冲突不能疏解的突然释放。可以通过咨询，释放已经接近意识层面压抑的内容，以及通过支持技术提高现实自我效能感来降低急性焦虑的发作。

（3）超我焦虑：超我焦虑与过去从客体中内化的价值观要求过高，而给自我带来的压力有关 。科胡特认为，人的一生都需要新的客体功能，它就像人需要空气中氧气一样。所以在精分快疗的咨询中，亦有讨论重新建立超我价值观的功能。超我认识层面的逐步改变是有可能的，如将观点从恨父母改变为我的父母过去做的事，虽然对我有伤害，但是他们也是不得已而为之的（霍妮观点，见前面引述注释）。所以我现在去想办法多孝敬他们也是应该做的。改变的过程，特别是深层的价值观的改变不会是一蹴而就的，需要较长期的诠释重构过程。

在精分快疗使用中，多学派视角、重建现实安全依恋和归属感、重视健康防御机制的引导、使用人本支持技术、使用疏导文强化意识化的过程，都是基础性的通行的方法。

15. 冲突

经典和自我心理学的内心冲突。弗洛伊德的经典和自我心理学派认为，人的心理症状来自人格结构的本我、自我、超我之间的冲突。

什么是心理（内心）冲突？在《弗洛伊德心理学入门》中有这样的描述："能量发泄作用和反能量发泄作用的对抗，叫作‘内部冲突’或者‘内心冲突’（inntr or endopsychic conflict）。内心冲突存在于人格结构中。这类冲突应该与人和外界环境之间的冲突区分开。内心冲突多得不计其数，因为能量发泄和反能量发泄之间的对抗有多少，内心冲突就有多少。内心冲突可分为两大类：本我—自我冲突，自我—超我冲突，不存在本我—超我冲突，因为本我与超我之间的对抗总免不了要卷入自我。"①

正常人的内心冲突。卡伦·霍妮在《我们内心的冲突》中讲道："首先我要申明：有冲突并非就是患了神经症。生活中总有我们的兴趣、信念与周围的人发生冲撞的时刻。所以，正像在我们与环境之间经常发生这类冲突一样，我们内心的冲突也是生命不可缺少的组成部分。比如，我们想一人独处，又想有人做伴；我们既想学医，又想学音乐。或者，在我们的意愿与义务之间有冲突。例如，有人陷入困难正需要我们的帮助，我们却渴望与情人幽会；我们也许左右为难，既想赞同别人，又想反对他们。最后，我们也许动摇于两个价值观念之间。比如，战争期间我们相信冒险出征是义务，但也认为留下来照看亲人是责任。这类冲突的种类、范围、强度主要取决于我们生活于其中的文明。如果文明保持稳定，坚守传统，可能出现的选择种类则是有限的，个体可能发生的冲突也不会太多。但即使是这样，冲突也并没有消失，一种忠诚

① C. S. 霍尔. 弗洛伊德心理学入门［M］. 陈维正，译. 北京：商务印书馆出版，1985：40.

会与另外一种忠诚相矛盾；个人欲望会与集体义务相矛盾。但是，如果文明正处于迅速变化的过渡阶段，此阶段中相互根本矛盾的价值观念和极为不同的生活方式同时并存，那么，个人必须做出的选择就多种多样而难以决定了。他可以人云亦云，也可以我行我素；可以依附于某个集体，也可以独自隐居；可以对成功表示崇拜，也可以对之表示蔑视；可以坚信有必要严厉管束儿童，也可以认为应该放任自流。他可以相信男人和女人应该有不同的道德标准，也可以认为男女应该有同一个标准；他可以认为两性关系是人的情感表现，也可以认为它与情感并无关系；他可以怀有种族偏见，也可以认为人的价值不取决于肤色或鼻形。他还有诸如此类的其他许多选择。无疑，生活在我们的文明之中的人，必须经常进行这样的选择。所以，在这些方面，我们有冲突，那是不足为怪的。但最令人吃惊的事实是，大多数人根本没有意识到这些冲突，所以也拿不出什么具体办法来解决这些冲突。他们一般都是让自己任随事件的摆布。他们不知道自己的实际状况，做了妥协还不知道，卷入了矛盾还不清楚是怎么一回事。我这儿指的是正常人，一般的、没有神经症的人。”① 在我们国家高速发展的今天，文明、价值观的变化带来的冲突也随之会多。这也许可以解释现实生活中的各种心理问题多的一个原因。所以精分快疗“短平快”地解决现实冲突的理念，是跟随了社会现实需要的。

三个学派整合视角的内心冲突。

科恩伯格具有经典和自我心理学及客体关系理论的整合理论取向，他在《人格病症的心理动力学疗法》中这样描述内心冲突：“在心理动力学视角下，心理冲动被看作是围绕强大的高度激发的愿望、需要或者

① 卡伦·霍妮. 我们内心的冲突［M］. 王作虹，译. 南京：译林出版社，2016：3-4.

恐惧组织起来的，又被称为冲突性动机。通常冲突中涉及的动机包括性欲、愤怒、施虐、竞争、权利自主和自尊，以及希望被爱、被仰慕、被照顾。”①

现实冲突的重要性。卡伦·霍妮在《我们时代的神经症人格》的引言中，这样描述：（该书）“论述重点将放在现实存在的冲突及患者解决冲突的努力、现实的焦虑及患者的防御手段上。把重点放在实际情况上，并不意味着摒弃了神经症之本源在于早期童年经历的看法。但与许多精神分析作者不同，我认为，以一种片面的沉迷态度去关注童年，并在本质上将日后的行为反应看成是先前反应的重演是不合理的。我想说明的是，早期童年经历与后期冲突的关系远比有些精神分析家所认为的更复杂，他们所主张的是一种简单的原因和结果的关系。”②

这是精分快疗重视现实冲突，从而缓解现实病症的重要理论根据。

疏解内心冲突的有效性研究。葛林·嘉宝在《长程心理动力学心理治疗》中这样引述了冲突与现实病症的关系：“三个独立的研究表明，准确地解释核心冲突可以预测在几次或几次以上的治疗中取得良好的治疗效果（Crits-Christoph 等，1988；JoycePiper，1993；Silberschatz，1986）。”③

这个权威调查也间接地说明，在精分快疗的取向中，通过几次到二十几次有效的疏解内心冲突，对接近于意识层面的冲突病症，可以取得明显的疗效。

---

① 伊芙·卡丽格，奥托·F. 科恩伯格，约翰·F. 克拉金，等. 人格病症的心理动力学疗法［M］. 钱秭澍，卢璐，译. 北京：人民邮电出版社，2019：4.

② 卡伦·霍妮. 我们时代的神经症人格［M］. 杨柳桦樱，译. 北京：台海出版社，2016：001.

③ 葛林·嘉宝. 长程心理动力学心理治疗：基础读本：2 版［M］. 徐勇，任洁，吴艳茹，等，译. 北京：中国轻工业出版社，2017：23

三我结构冲突总结①。

我们列出以冲突为基础的心理障碍的病理原因，然后我们也再分析一下在冲突和缺陷混合基础上表现出来的情绪情感问题。

（1）冲突型障碍通常包含以下的病理因素。

①驱力欲望之间的内在冲突

口欲（食欲）、性欲、敌意和摧毁（攻击）。

②超我操作

罪疚感。例如，冲突："我要杀了你，可是我恨我自已。"（敌意和摧毁对内疚感）

羞耻感。例如，冲突："我想和你做爱，只是一旦我的家人知道了，他们会怎么想？"（性欲对羞耻）

诚实诚信。例如，冲突："我想拿走那些钱，但是那样做可能是不对的"。（口欲对道德超我）

③现实因素

驱力愿望满足的现实局限性。例如，冲突："我很愿意成为一个原子物理学家，可是我在数学方面不行。"（非摧毁性攻击愿望对现实的局限性）。

愿望满足的不可获得性。例如，冲突："我想嫁给你，但是你已经娶别人为妻子了。"（性欲对现实的不现实性）。

④其他驱力愿望

例如，冲突："我爱你，但是我想杀了你。"（性欲望对敌意攻击欲望）。

---

① 杰罗姆·布莱克曼. 心理障碍的诊断与治疗选择［M］. 赵丞智，张真，译. 北京：首都师范大学出版社，2017：36-37.

例如，冲突：“我想要一个孩子，但是我又想被别人照顾。”（性欲望对口欲望）。

（2）冲突与伴随的情感想法总结[①]。各种驱力和愿望之间，以及和超我、现实、其他驱力之间的冲突都会导致不良情绪，特别是焦虑和抑郁情绪。临床上情感被定义为拥有两种成分。

第一种：感觉（边缘系统、白质、海马、自主反应）。

第二种：想法（大脑皮层）。

更加特异性的是，焦虑、抑郁情感和愤怒情感符合以下模式：

焦虑=不愉快的感觉+一些可怕的事情将要发生的想法；

抑郁情绪=不愉快的情绪+一些可怕的事情已经发生了的想法；

愤怒=不愉快的情绪+要做伤害其他人事情的想法。

这些情感伴随的想法内容可能是现实的、幻想的，或者是现实与幻想的混合物。如果你因为失去了你所爱的人正在感到伤心，这时的情感可以被称为有关于“客体失去”的抑郁情感。

如果你过分害怕受到惩罚（因为你的一个敌意的想法），这种情感被称为“超我焦虑”。

至少存在18种不同类型的想法内容参与了各种情感的形成，这些情感的形成起源于心理发展的每一个阶段。这些想法中最重要的包括以下几点。

①自我破碎（碎片）：我的精神（心智）将要破碎（崩溃）了（焦虑情感）；或已经破碎（崩溃）了（抑郁情感）。

②客体丧失：我可能失去你、你要抛弃我（焦虑情感）；或者我已经失去你了，被你抛弃（抑郁情绪）。

---

① 杰罗姆·布莱克曼. 心理障碍的诊断与治疗选择［M］. 赵丞智，张真，译. 北京：首都师范大学出版社，2017：37-38.

③客体的爱丧失：你有可能不再爱我了（焦虑）；或者你已经不再爱我了（抑郁情绪）。

④融合：我有可能变成你（自体—客体融合性焦虑）；或者我已经成为你了（自体—客体融合性抑郁情绪）。

⑤分离：你有可能会消失掉或死掉（分离性焦虑）；或者你已经消失掉了或死掉了（分离性抑郁情绪）。

⑥阉割：我的身体将会受损害/我将会变得无力量（被阉割）（阉割焦虑）；或者我的身体已经受损害了/我已经变得无力量了（被阉割了）（阉割性抑郁情绪）。

⑦穿透（侵入）：我将会被一些进入我身体的东西伤害（或将被严重地伤害）（穿透性焦虑情绪）；或者我已经被某些进入我身体的东西伤害了（穿透性抑郁情绪）。

⑧超我（惩罚）：我将会因为我所想或所做的事情受到惩罚（超我焦虑）；我已经因为我所想或所做的事情受到了惩罚（超我抑郁情绪）。

⑨身份弥散：如果我顺从别人，我将会失去我的身份（身份弥散性焦虑），或者因为我的顺从；我已经失去了我的身份（身份弥散性抑郁情绪）。

现在的问题是，一旦你已经发展出了某些情感，接下来将会发生什么事情？当冲突尖锐到一定程度，冲突所带来的情感就会成为一种干扰精神功能和效率的痛苦。这时候自我就会启动调节和处理强烈情绪的功能。人类总是会使用三种方式来处理（调节、控制）所发展出来的情感。

第一种：自我力量（很大程度上是情感容受力）和自主性自我功能（诸如：预期、判断和执行功能，言语表达、符号化功能）。

第二种：防御性心理操作。

第三种：第一种和第二种的混合性处理。

情绪和情感是可以通用的二个词，这三种处理情绪、情感的功能都是自我功能。正常与神经症内心冲突区别，卡伦·霍妮在《我们内心的冲突》中这样描述："不过，我们可以这样说，正常范围内的冲突是有意识的，而神经症冲突就其所有主要因素而言总是无意识的。即使一个正常人可能意识不到自己的冲突，但只要得到一点帮助，他也能认识冲突的存在。相反，神经症冲突的主要倾向压抑着，要克服巨大的阻力才能将它们解放出来。"①

精分快疗应用提示：

（1）心理冲突是精分快疗首先要关注的核心工作内容。根据不同学派冲突理论的描述，首先可以确认和建立一个概念：各种类型的心理冲突会引起各种病症。

（2）关于心理冲突的概念，我们可以进一步在中短程设置的治疗咨询中，把内心冲突的概念做进一步通俗化扩展：各种需求、期待、压力、焦虑、纠结、矛盾的心态都是内心冲突。疏解它可以有效地化解各种相关的心理病症。

（3）应用中，我们既可以使用人格的特征、防御机制、内在的关系、自体结构缺失的经典理论技术去解决冲突，也可以进一步通俗化，利用自己掌握的各种技术理论，包括心理教育、人生哲学、生活经验、心理支持，帮助分析利弊、给予建议、讨论如何处理环境困境，寻找来访者过去的成功经验，建立现实安全依恋关系，调整生活方式等来化解内心冲突。笔者通常会以精神分析五大学派的精华理论作为基础性诠释的技术理论，并兼容其他行之有效的理论方法。洞察概念化的基础是强

---

① 卡伦·霍妮．我们内心的冲突［M］．王作虹，译．南京：译林出版社，2016：10.

调现实的经验模式、冲突造成的病症结果，与过去以及幼年经验的逻辑关系。像前文引述的霍妮的理论取向，既不排除幼年经验对现实的影响，更重视如何疏解此时此地的纠结冲突。其中如何拆垮冲突的一方的观念而让冲突降低是关键。例如：离婚还是不离？每天因此产生冲突。如果通过咨询讨论，建立了一种新的观念：尽人事，听天命，尽量好好经营感情，那么不离婚更好，特别是对孩子而言。如果缘分没了还天天争吵，离婚也未必是坏事。因为自己和孩子在一个天天有“战斗”的家庭中更不好。所以，离婚与否，应该从容地应对，顺其自然即可。

总之，来访者因现实的内心冲突带来的病症，通过有效的疏导，化解冲突缓解了症状，这是精分快疗主要的工作取向，它是在精神分析的冲突与心理症状的理论背景下工作的。

需要重申的是，精分快疗主要面对和解决的是接近意识层面的内心冲突。对短程快疗而言，区分冲突是神经症的还是障碍水平的并不重要。先做精分快疗，冲突若不能有效化解，可以进一步转为中长程。这也是国际上通行的动力学咨询排序。

16.“三我”

“三我”指的是人格中的三个成分。在精分快疗的精华理论中它包括两个主流学派视角，一个是弗洛伊德的，一个是卡伦·霍妮的。下面我们分别转摘论述。

（1）弗洛伊德的三我人格理论①

弗洛伊德认为，整个人格由三大系统组成，它们是本我、自我和超我，在一个精神健全的人身上，这三大系统形成一个统一和谐的组织结构。它们的密切配合使人能够有效而满意地进行与外界环境的交往，以

① C. S. 霍尔. 弗洛伊德心理学入门［M］. 陈维正，译. 北京：商务印书馆，1985：15-26.

满足人的基本需要和欲望。反之，当人格的三个我的系统相互冲突时，人就会处于失调状态。他既不满意自己，也不满意世界，活动效率也随之降低。

本我。机体内部和外部的刺激使机体产生高度的兴奋（能量释放或紧张状态），本我的唯一机能就是直接消除机体的兴奋状态。本我的这种机能履行了生命的第一原则。弗洛伊德称之为“快乐原则”（the pleasure principle）。遵循快乐原则的目的是消除人的紧张，或者在不可能完全消除的情况下（事实上常常如此），把紧张降低到一定的水平，并且使之尽可能稳定在低水平上。紧张是一种痛苦的或不舒服的体验，而紧张的消除则使人感到愉快和满足。因此，遵循快乐原则的目的也可以说是避苦趋乐。一切生物都具有这样一种普遍倾向，即力图排除内部和外部的干扰而保持自身的稳定。快乐原则便是这种普遍倾向的例证。

本我因受挫而产生的新的发展，叫作“原发过程”（the primary process）。原发过程就是通过形成弗洛伊德所说的“知觉的同一”（anidentity perception）来消除紧张。所谓知觉的同一，弗洛伊德的意思是本我把记忆意象看成是与知觉同一的。对于本我来说，回忆起食物就跟吃食物完全一样。换句话说，本我不能把我们关于对象的“主观”（subjective）记忆意象和我们关于对象的“客观”（objective）知觉区分开来。由于原发过程自身并不能有效地减轻紧张，“继发过程”（the secondary process）就发展起来。但因为继发心理过程属于自我，我们将在下一部分讨论。

弗洛伊德对本我还有一些论述，本我是“心理能”（psychic energy）的基本源泉，也是“本能”（instincts）的中心所在。本我与身体及其活动过程之间的联系，远远超过它与外界的联系。与自我和超我相比，本我缺乏组织性。它的能量处于动态，随时可能释放出来，或者从一个目标转移到另一个目标上。本我并不因时间的推移而改变，也不因以往的经验而削弱，因为本我与外部世界不发生联系。但是，它可以受自我的控制和调节。

本我不受理智和逻辑的法则约束，也不具有任何价值、伦理和道德的因素。它只受一种愿望的支配，这就是遵循快乐原则，满足本能的需要。任何本我的活动过程都只可能有两种情形。不是在行动和愿望满足中把能量释放出来，就是屈服于自我的影响，这时能量就处于约束状态，而不是被立即释放出来。

本我是古老而又长存的，从种族遗传史的角度看是如此，从个人的一生看也是如此。本我是建立人格的基础，它终生保持着幼儿时期的特点。它不能容忍紧张状态，希望立即得到满足。它不断地提出要求，它易于冲动、非理性、孤僻、自私、偏爱快乐。它是人格中“被宠坏了的孩子。”

它无所不能，因为它有神奇的力量，即能依靠想象、幻想、幻觉和梦来满足自己的愿望。有人说它像浩瀚的大海，因为它无所不包。它不承认自身以外的一切。本我是主观的实在世界，它的唯一机能就是躲避痛苦，寻求欢乐。

弗洛伊德承认，本我是人格中模糊而不可及的部分，对它少得可怜的一点知识也是通过研究梦和神经病症状得到的。不过，只要当一个人有冲动的行为时，我们就可以看到本我在起作用。例如，一个人出于冲动将石块扔进窗户，或惹是生非，或强奸妇女，这时他就处于本我的奴役之中。同样，一个人若老是沉溺于白日做梦和构造空中楼阁，那么他也就是在本我的支配之下。本我从不思索，它只是愿望和行动。

自我。本我解除紧张的两种活动过程，即冲动性行为和形成意象

（愿望满足），还不足以达到生存和繁殖这一重大的进化目的。反射和愿望并不能给饥饿的人提供食物，也不能给有性欲冲动的人提供一位伴侣。实际上，冲动行为可能由于招引外界的惩罚而导致紧张（痛苦）的程度增加。人必须寻找食物、情侣以及生活所需要的其他东西，除非人有一个永久性的保姆，就像幼儿时期一样。为了成功地履行这些使命，人就不能不考虑外界的现实（环境），不是靠适应它就是靠支配它来从中获取所需要的东西。这种人与外界之间的“交往”要求形成一个新的心理系统，即自我。

在一个调节良好的人身上，自我是人格的“行政机构”。它控制和统辖着本我与超我，并且为了整个人格的利益与外部世界进行交易往来，满足人格长远的需要。当自我精明地履行职责时，和谐协调就居主导地位。倘若自我对本我、超我或外界做过度的退让和屈从，不和谐与不协调就不可避免。

自我遵循的原则是“现实原则”（the reality principle），而不是快乐原则。现实即存在。遵循现实原则的目的就是推迟能量的释放，直到真正能满足需要的对象被发现或产生为止。举例来说，儿童必须懂得肚子饿的时候，不能把什么东西都往嘴里塞。他必须学会识别食物，要待到发现了可食用的东西时才张口。否则，他将自讨苦吃。

推迟行动就是说自我能忍受紧张，直到紧张被恰到好处的行为方式解除为止。设立现实原则并不是要废弃快乐原则，只是迫于现实而暂缓实行快乐原则。现实原则最终还是引向快乐，尽管一个人在寻求现实时，不得不忍受一些不快。

弗洛伊德所说的“继发过程”就是为现实原则服务的，这一心理活动过程是在本我的原发心理过程之上的发展。为了理解继发过程是什么意思，有必要看看原发过程是在哪一点上满足个体需要的。原发过程仅能使人达到这样一步，就是使他能够对可以满足需要的事物产生一个图像。第二步就是要找到或者制造出该物，换句话说，使其存在。这一步就得依靠继发过程来实现。继发过程包括根据行动计划去发现或制造现实对象，这个计划是通过思想和理智（认识）发展而来的。继发过程正是通常所说的思考问题和解决问题。

当一个人将计划付诸行动以便看它是否有效时，他就是在进行“现实检验”。如果检验表明计划无效，也就是说，如果欲求的对象不能被找到或制造出，新的行动计划就会被制订出来并付诸检验。这种过程一直要持续到正确的解决方法（现实对象）被找到为止，紧张也就同时因适当的行动得以解除。以饥饿为例，适当的行动就是吞吃食物。

继发过程可以完成原发过程所办不到的事，这就是说，它能够把主观的心理世界同客观的现实世界区分开来。继发过程不会像原发过程那样错误地将事物的意象当作这一事物的本身。

现实原则的形成，继发过程的作用，以及外界在个人生活中开始发挥的重要影响，这一切刺激了知觉、记忆、思维和行动等心理过程的发展，并使之不断完善。

知觉系统的发展使人的辨别能力更为敏锐，因而使人能够非常准确地观察外部世界。这时，知觉系统学会了迅速地扫描外界，学会了如何从杂乱无章的外界刺激中只是选择出与解决特定问题有关的东西。除了通过感官得到信息外，思维还能利用储存在记忆系统中的信息。由于信号系统——语言功能的发展，记忆得到了很大的改善。人的判断力也变得敏捷起来，很容易就能断然判定某物究竟是真是假，是存在还是不存在，人的运动系统也发生了一系列重要的改变。人学会了更熟练地控制自己的肌肉，完成各种更复杂的动作。总之，这些心理机能的适应性变化使人的行为举止能够更明智有效，能够为了更大的满足和快乐而控制自己的冲动和征服外界。可以认为，自我是心理过程的一种复杂的组织机构，是一个活动在人与外部世界之间的媒介。

自我在很大程度上是与外部环境相互作用的产物，但它们的发展趋势却为遗传所决定，并为自然生长进程（发育成长）所左右。也就是说，每一个人都有先天的思维和推理的潜在能力。这些潜在能力的实现取决于经验、训练和教育。例如，一切正规教育的主要目的都是教人怎样才能具有有效的思维。

超我。超我是人格的第三个主要机构，是人格中专管道德的“司法部门”。它提出的与其说是真理，不如说是理想。它为至善至美而奋斗，不为现实或快乐操心。超我是人的道德律，它发源于自我，是儿童受父母的是非观念和善恶标准“同化”的结果。由于儿童吸收了父母的道德标准，因而父母的道德准则也就成为儿童自己内心世界的道德准则。这种把父母的道德权威内在化的做法，使得儿童能够按照父母的愿望来控制自己的行为，以争取他们的赞扬，避免他们的不快。换言之，儿童不仅要学会服从现实原则以避苦趋乐，而且要学会使自己的行为符合父母的道德要求。在一个较长的时期内，儿童依赖父母生活，这就有利于他们形成自己的超我。

超我由两个次级系统——“自我理想”和“良心”组成。自我理想与儿童心目中父母的道德观念相吻合。当儿童的行为符合父母的美德标准时，父母就予以奖励。以这种方式，他们把自己的标准传给了孩子。例如，一个孩子若是不断因为整洁受到奖励的话，整洁就很容易成为他的理想之一。良心则与儿童心目中父母的丑恶概念相一致，这些概念通过惩罚在儿童的心灵中扎下根来。假如一个孩子常常因肮脏受到惩罚的话，他就会把肮脏看成是件坏事。自我理想和良心就像是同一枚道德钱币上的两个不同侧面。

父母借以控制儿童的超我形成的奖励和惩罚是什么呢？主要分为物质生理性的和精神心理性的两种。物质生理性的奖励是儿童欲求的对象，如食物、玩具、母亲、父亲、抚爱和糖果等。物质生理性惩罚是对儿童进行体罚，如打屁股和耳光，或者是剥夺儿童想要的东西。精神奖励主要是父母用语言或表情来表示的赞赏，赞赏就意味着爱。同理，精神惩罚主要就是撤回对儿童的爱，其表达方式既可能是以言语训斥，也可能是摆出一副难看的脸色。当然，物质生理性奖惩也可以表示爱和撤回爱。当儿童被打时，他不仅尝到了皮肉之苦，而且还感觉遭到了抛弃，即丧失了爱。然而，父母之所以能靠给予或收回爱对儿童产生威胁，首先还在于这跟能否满足其基本需要相关。孩子渴望妈妈的爱，因为他知道一旦妈妈不爱自己，就意味得不到食物，紧张的痛苦也要延长。同样，孩子尽量避免招致父亲的不满，因为他知道父亲不满时可能打他从而造成痛苦。归根结底，无论是什么原因带来的奖惩，都不过是减轻或增强内心紧张的条件。

为了使儿童的超我能像父母那样控制住儿童，有必要使超我具有强制实行其道德准则的力量。跟父母一样，超我也依靠奖惩来强迫儿童履行其道德准则。这些奖惩都是针对自我的，因为自我控制着人的行为，它必须为任何道德的或不道德的行为负责。如果行为符合超我的伦理标准，自我就受到奖励。不过，自我并不一定要让一个实实在在的行为发生后，才受到超我的奖惩。自我可能仅仅因为想到要做某事而受到奖励或惩罚。在超我看来，一个念头跟一个行为之间毫无区别。就这一点而言，超我与本我相似。它也不能区分主观与客观。这就说明为什么一个生活严谨道德高尚的人，仍然会时常感到良心上的不安。自我因为不好的想法而受到超我的惩罚，尽管这些想法可能永远不会变成行动。

超我可能具有的奖惩方法又是什么呢？同样它们既可能是物质生理性的，也可能是精神心理性的。在实施中，超我可能对一个循规蹈矩的人说："你洁身自好已经有很长一段时间了，现在你可以让自己尽情地享乐一番。"这可能是一顿美餐，一次长时间的休息，或者是性欲的满足。这就如同休假总是艰苦工作后的报偿一样。

对于违反道德的人，超我可能说："你已经变坏，现在你得承受一些痛苦作为惩罚。"这不幸可能是一次肠胃不适、受伤，或者丧失一件有价值的东西。这是弗洛伊德对人格复杂微妙的作用的深刻剖析，它揭示出人们身体不舒服、出事故和丢失东西的一个重要原因。一切不幸中，或多或少都有因做错事而自我惩罚的成分。

超我的精神奖惩就是使人感到骄傲自豪和感到内疚自卑。当自我的行为和思想符合道德标准时，它就感到骄傲欣喜，当自我屈服于诱惑时，则感到羞愧难言，无地自容。骄傲自豪等于自爱，内疚自卑则等于自恨。它们分别是父母的慈爱和厌弃在儿童内心中的再现。

父母把传统的价值观念和社会理想传授给儿童，超我就是这些观念和理想在儿童人格中的重现。应该注意，在这种传递联系中，儿童的超我与其说反映了父母的行为举止，不如说反映了他们的超我。一个成人说的和做的可能是两码事，但是，形成儿童伦理标准的东西正是他所讲的。他总是用威胁或物质奖励来促使儿童接受他灌输的东西。除父母外，其他社会因素也对儿童的超我形成起作用。教师、牧师、警察——事实上任何对儿童有权威的人——都可能产生与父母一样的作用。不过，儿童对这些权威的反应如何，主要取决于他最初从父母那儿吸收了什么东西。

超我服从的目的是什么呢？它的目的主要是控制和引导本能的冲动，如果这些冲动不加控制地发泄出来，就可能危及社会的安定。这些冲动包括性欲和攻击欲。一个孩子若不安分守己，不服管教或做出不符合道德标准的事，就被看成是道德败坏。一个成人若在性生活上乱七八糟或者因仇视社会和破坏成性而触犯法律，就被认为是邪恶堕落。由于超我是出于内心对目无法纪和无政府主义的行为进行约束，所以它能使人变成一个遵纪守法的社会成员。

如果把本我看作是生长进化的产物，是生理遗传的心理表现，如果把自我看作是与客观现实相互作用的结果，是较高级精神活动过程的领域，那么超我就可以说是社会化的产物，是文化传统的运载工具。

应该记住，这三个系统之间并没有明确的界限。不同的名字并不意味它们是截然划分的实体。本我、自我和超我这三个名称本身并不能真正说明什么。这不过是一种简捷的方法，以指示出人格整体中的不同过程、功能、机制和动力而已。

本我中产生出自我，自我中又产生出超我。它们在整个生命过程中始终处于相互作用和相互融合的状态。这种相互作用和相互融合，以及相互对立，构成了弗洛伊德理论的内容。

（2）卡伦·霍妮的三我人格理论①

霍妮没有沿用弗洛伊德的本我、自我、超我的人格结构论，而是把人格看成是完整动态的自我（self），这里的自我并非弗洛伊德所说的作为人格一部分的自我（ego），而是人自身。自我有三种基本的存在形态。

①现实自我

现实自我（actual self）是指个体在此时此地所拥有和表现出来的一切存在的总和。它包括身体的和心理的，正常的和神经症的，意识的

① 许燕. 人格心理学［M］. 北京：北京师范大学出版社，2009：175-176.

和潜意识的，它是个体经验的集合，相当于我们常说的自我概念。

②真实自我

真实自我（real self）是指个体的潜能，是个体得以生长发展的主要内在力量。人的一切能力或成就，都是从真实自我发展来的，它是人性成长的根源。每个人身上都具有这种力量，但是表现各异，不过只要个体的身体机能正常，生长的环境适当，就能够由真实自我的力量发展出健全的人格，因此霍妮也将真实自我称作可能的自我（possible self）。

③理想自我

理想自我（idealized self）是指个体为了逃避内心冲突，寻求合理统一，而凭空在头脑中设想的一种不合理的自我形象，是纯粹虚幻、不可能实现的。理想自我实际上是一种病态的自我，霍妮认为它是形成神经症或变态人格的主要原因。理想自我又被称作不可能的自我（impossible self）。

对每个人来说，都存在着真实自我和理想自我之间的差异。正常人的真实自我和理想自我不会有太大的差异，二者的关系也是动态性的；而对于神经症患者来说，二者之间的关系是不变的、存在很大分离的。

孩子在成长过程中，潜意识防御性地又找到了一种方法，期待让自己找回自信来面对基本焦虑，这种方法是借助自己的想象力，在自己头脑里想象出一个理想化的自我意象，把自己想象成和神明一样无所不能。这样一来，他就可以获得自己正需要的价值感和自尊，从而企图去降低内心冲突和基本焦虑。

霍妮在《神经症与人的成长》中进一步指出：“简而言之，当一个人把重心转移到理想化自我上，他不仅会抬高自己，而且势必从一个错误的角度看待实际的自我；一个既定时间里的他自己，如身体、思想、健康的、神经症的。被美化的自我不仅变成被追求的幻影，它也变成了衡量实际自我的测量尺。并且，当从神一样完美的视角看待实际的自我，看到的是如此尴尬的景象，以至于他会不由地心生鄙夷。”①

精分快疗应用提示：

精神分析理论中的两个“三个我”理论（弗洛伊德的本我、自我、超我及卡伦·霍妮的现实自我、真实自我、理想自我），在心理咨询治疗中是寓意非常深刻，又特别便于使用的理论概念。两个理论取向的“三个我”既深层地表现了其理论的人格结构，在不同文化水平的各类来访者人群中又非常易于理解和应用，也非常容易产生诠释的效果。它们是理解内心冲突及病症最重要的理论概念之一。下面结合笔者个人的应用体会做一个应用提示。

（1）弗洛伊德的“三个我”理论应用

①从经典和自我心理学视角出发，可以说人表现出来的各种心理病症都与本我、自我、超我的不平衡有关，尽管这种平衡是相对的。

②本我代表欲望，以快乐为原则。所以本我高的人会表现出来关注自己感受多、唯我独尊、自我中心、听不进别人意见、实用主义、缺乏共情、自私自利、贪婪冷酷等。本我极端自我中心的膨胀会导致不择手段的获取，甚至犯罪。

③超我代表道德良心，追求至善至美。超我高的人会表现出对自己及对别人的道德标准要求高。对自己要求过高，人容易出现强迫性特征。好像做什么都有顾虑，都感觉不完美，处处不满意，总在想自己做错了什么，有哪儿不合适，总在想如何做得更完美，很容易陷入抓狂和

① 卡伦·霍妮. 神经症与人的成长［M］. 邹一祎，译. 北京：台海出版社，2018：97.

自责，很不容易获得安宁状态。对别人要求过高就容易出现人际关系的敏感、挑剔、麻烦。对做事要求过高会让自己感觉压力大、焦虑，难以适应环境，甚至导致强迫、抑郁。过高的超我，是强迫性人格及强迫症的基础性人格特征。超我过低的结果就是本我欲望没有节制地膨胀，我行我素、自我中心，想要就必须得到，无视公序良俗道德法律，甚至违法犯罪。所以适当水平的道德感，对降低内心冲突、平衡心理是有益的。

④从自我心理学视角来看，自我是人格结构中的管家，它追求如何平衡本我与超我去适应社会环境。自我功能强，出现心理冲突和病症就少。反之，来访者的内心冲突、焦虑、抑郁、强迫、躯体化等病症中，都可以用自我功能不良来解释。所以在心理咨询和治疗中，如何引导咨询人提高自我功能，尽量多用健康的防御机制，少用原始的防御，始终是解决各类心理病症的一个主题。例如，引导来访者用更健康的防御机制取代不健康的防御机制："不打无准备之仗"是预置预控的防御机制，笨鸟先飞取得主动；遇到疑难问题解决不了先放一放是压制（搁置）的防御机制，放一放等一等，常常会时来运转；把生活工作中的困难作为人格成长的磨炼是升华的防御机制；用幽默的防御机制去化解尴尬困境，爱情、友谊中多做利他的事是利他的防御机制，送人玫瑰手留余香，利他的人会从更多的方面得到回报，比如说得到人格品质品位的好评；面对现实的困境，通过展望未来的美好憧憬，增强信心是预期的防御机制，如准备高考痛苦过程中的对美好未来的预期；适度地节制欲望去适应环境是禁欲的防御机制，欲壑难填，欲望过多必然焦虑多多；面对自身缺陷、生活的困难、挫败，用做出新的成绩去补偿，去追求卓越超越自卑是积极补偿的防御机制，如大心理学家阿德勒的一生。总之，自我功能的防御机制积极健康，人的心理也积极健康，它是心理咨询治疗中的核心工作任务。

（2）卡伦·霍妮“三个我”理论应用

疏解非神经症性的“三我”矛盾冲突，是精分快疗的重要核心内容，虽然它与弗洛伊德的“三我”定义视角不同，但是与帮助来访者重新评估认识自己，降低理想化自我的不切实际，从真实的自我中发掘潜能，发展自己，从而有效地提升现实自我的效能感和自我功能、化解内心冲突、降低焦虑、缓解症状的目的是殊途同归的。其工作的主要方向是降低自我理想化的非理性程度，挖掘个人潜质，在原有基础上成长，以及在前两个工作的基础上改善自信自尊水平。理想化自我的工作需要洞察分析，讨论这种非理性理想化背后的动机主要是自我认同焦虑产生的防御，而这种防御只会让自己的心态适得其反，越来越自卑，自我功能越来越不适应现实。洞察它就是改变的开始。反复洞察这种理想化使得它趋于客观合理水平。挖潜真实自我主要靠人本主义和支持技术。通过访谈找到来访者的长处、潜力、成功体验，对其进行放大强化，从而让真实自我强大起来。理想化自我客观了，真实自我能够努力挖掘潜能，做出、发扬和认可自己的成绩了，现实自我的自我效能感和功能必然得到改善。自信自恋自尊水平也必然随之改善。当然，如果是神经症甚至障碍水平的这种调整，是需要建立在长程心理动力学咨询设置前提下的。

本章小结：本章我们从精神分析短程心理咨询治疗的视角，对可能用到的精神分析各主流学派的二十个精华理论点做了摘选、诠释和应用提示，并通过口诀的形式记住它们。应用的过程中遇到洞察概念化理论点，可以先从口诀的提示一个个去匹配，看哪几个适合，然后把它当成一种画龙点睛式的诠释，概念化认识理论去应用。并通过疏导文技术对来访者的潜意识进行暗示强化。在理论上有需求的时候可以随时查阅本书的内容。有进一步深入理论的需求，可以根据注释索引对应的理论专著去进一步深入学习。所以本书也是一本引导心理咨询师成长的工具书。根据笔者的经验，从中短程心理咨询治疗的视角看，本书的内容基本能够满足咨询师的需求。

第四章

精神分析快速疗法（PRT）的操作

本章主要讲精分快疗的理念和操作方法，以及融入心理咨询通用的方法，让咨询变得清晰明了，容易操作。

在心理咨询中，由于咨询师学过众多的技术理论，常常会产生实践中的无力感，想不起来用哪个技术更好，甚至想起来也不知道该从哪里开始用。

精分快疗使用一种简单明了的口诀，让咨询师可以轻松自如地把国际正统规范的心理咨询技术理论用在精分快疗心理咨询的操作中。

第一节　精分快疗（PRT）的理念和操作原则

（1）理论应用取向的整合范式。PRT 结合了精神分析五大主流学派理论精华，也吸收了现代精神分析技术发展的新方向。它以整合范式取向和洞察概念化口诀、操作口诀、疏导文技术的内容为基础。

（2）把化解现实冲突缓解现实病症当作工作的核心内容，适度结合过去，重点在分析现实冲突。

（3）强调用精神分析主流学派精华理论做画龙点睛式的启发性分析，相信来访者的自我领悟能力，相信来访者内心细节的自我整合潜力。相信诠释在潜意识层面发生改变的作用。

（4）重视现实安全依恋与现实冲突和病症的关系，重视现实安全依恋关系的重建，把它当成咨询的基础内容。

（5）重视处理现实冲突中，自我功能防御机制简明扼要的诠释及适应性调整。特别是使用健康防御机制的引导。

（6）把人本主义和支持性技术当作心理咨询的基础性工作。

（7）不强调去发现搞清楚诱发来访者内心冲突事件、经历的所谓真实情况，强调在咨访关系两个主体间场中，用辩证的张力对诱发事件去积极赋意，重新创造意义，以能够有效地化解内心冲突为原则。

（8）既重视技术理论诠释的作用，更强调心理咨询治疗的态度和咨访关系，以及咨询师人格对咨询效果的作用。

（9）认同心理咨询的陪伴、解析、疏通、成长的四个功能。

第二节 心理咨询的四步法操作

咨询师可以用能轻松记住的四步法口诀去指导心理咨询步骤：先设置、建关系、要评估、四个问（是什么、为什么、会怎样、怎么办）。

四步法是心理咨询通用的基本方法，精分快疗的理念和操作口诀讲的方法是精分快疗特有的方法，它应该融入心理咨询操作基本方法的四步法中。也就是说，心理咨询的基本方法是通用的，在这个通用的方法中，会融入不同特点技术理论的具体方法内容，精分快疗的理念和方法是其中之一。所谓通用的方法，就是不论什么学派的技术方法都要讲心理咨询治疗的专业设置，都要建立好的咨访关系，都要做洞察概念化，都要评估发展的可能，最后都要根据不同的技术理念给出不同方法去解决来访者的问题。

下面对四步法分别陈述。详细的咨询技术请参考相关专业书籍，这里只做简单的提示。

一、先设置：进行专业设置[1]

（1）咨询形式设置：如咨询室、网络或电话咨询。

（2）收费问题：收费是心理咨询专业性的体现及保证。

（3）建立专业关系：要建立专业规范的咨访关系，而非亲朋好友帮忙式的关系。否则咨询效果会受到影响，比如亲人、朋友、熟人都不属于专业的咨访关系对象。

（4）选择好服务对象：心理咨询治疗要符合现行的法律法规规范内容。心理咨询主要是来访者在生活中忧愁烦恼的情绪疏导。

专业性的咨询设置既能保证咨询的专业性及效果，也是咨询师本人的职业安全保证。任何非良性的咨询设置的打破，都会对咨询造成负性的影响。同时，咨询设置的打破都有它的意义，咨询师要从专业的视角去洞察这种专业设置打破的意义，它是咨询师获取来访者信息的重要渠道。

---

① 岳晓东. 心理咨询基本功技术［M］. 北京：清华大学出版社，2015：2-6.

二、建关系：建立信任的咨访关系[1]

（1）关于咨询师与来访者建立良好的咨访关系，可以按照罗杰斯三个原则进行：

①无条件地积极接纳来访者；

②真诚一致地沟通；

③要有同理心，做到同感共情，让来访者感觉咨询师是理解接纳自己的，敞开心扉倾诉是安全的。

（2）最初几次访谈可以用画龙点睛式的洞察分析诠释增加来访者的信任。同时咨询师要根据感受把握诠释的正向作用，避免使来访者感到没有准备好的被揭露感及自尊的伤害。

画龙点睛的洞察概念化诠释可以用精分快疗洞察概念化口诀的十九个精华理论点，选择适当时机，简单明了、画龙点睛地诠释来访者初始主诉中披露的问题，应用得当有助于增加来访者对咨询师的信任。客体关系之母克莱因在第一次治疗丽塔的时候，她对小咨询人黑暗恐惧画龙点睛式的诠释，快速取得了咨询人丽塔的信任。所以在咨询中，当来访者满怀期待披露的问题被咨询师用心理学理论精华通俗易懂地诠释后，会快速地增加其对咨询师的信任感。注意，这种开始的诠释要以不伤害来访者的自尊为前提。通过建立更加信任的咨访关系，从而让“剥葱头”更顺利，使来访者进一步打开自我，给咨询的进一步深入创造机会和条件。

案例：L，男，大学毕业后进入公司任职，一个月后因为不适应想辞职而来咨询求助。他陈述了很多看不惯工作中领导和同事不按他认为

---

① 岳晓东. 心理咨询基本功技术［M］. 北京：清华大学出版社，2015：24.

的道理工作、不讲规矩、工作安排变化多不适应、对同事关系敏感、自己忍不住较真的情况。咨询师婉转、画龙点睛地向他（并未直接指出他是这种人格）诠释了强迫性人格（完美人格）的特征。并解释这种人格是成功机会很多的人格。但是如果这种“不能容忍不完美存在的思维”所指向的内容不恰当，就会造成适应性问题和摩擦多的情形。如果把他的讲理较真用在读书学习和工作上，往往会取得优异的成绩，而赢得别人尊重。同时咨询师自我披露自己就是这种人格，是这样调整适应性的。第二次咨询的时候，来访者带着一点兴奋说，咨询师上次讨论的人格特征特别像他自己，自己考虑了是不是这些特质导致了工作的适应问题。所以，决定先不辞职了，咨询一段时间再决定。

三、要评估：评估后决定咨询策略

进行评估，是开始培养治疗同盟的绝好方法。因为你的来访者会认为你是一个认真负责的人，想要彻底了解他们和问题的本质。如果来访者在面谈开始时表现得非常痛苦，那么了解病史可以先放一放，先主要抓住最迫切的问题。如果开始比较缓和，对于病史就可以多问一些。按照心理动力学疗法的评估可分为以下八个内容。

（1）诊断或评估。

精神科医生可以根据 DSM-5、ICD-11、CCMD-3 精神疾病诊断标准进行诊断。

心理咨询师可用 SCL-90 自评量表进行评估（也可以用其他专业测试量表）。

诊断和评估给咨询所需的资料、把握咨询方向、设置咨询的安全防范措施提供了重要的信息。

（2）问病史：了解个人及长辈、家族中的重大疾病，精神疾患及有否自杀的情况，收集重要的资料。

（3）自我及超我功能评估：自我功能常常代表着一个人的社会适应能力。我们需要通过自我功能评估，知道来访者是否能与咨询师建立关系，承受强烈的情感和焦虑，准确地认识现实，控制冲动和延时满足。同时也要对来访者的超我功能进行评价，因为它是人格水平的重要内容。评价自我功能和超我功能的强弱，可以帮助我们选择是以揭露还是以支持技术为主进行工作。咨询人功能弱则多用支持性技术，功能相对良好可以进行适度的揭露分析。

（4）心理觉察能力（领悟力）：心理觉察能力是指来访者对洞察概念化的领悟能力。心理觉察能力对于咨询师诠释概念化的领悟水平及效果有着重要的影响。

（5）自我反思能力：为了审视自己的行为、想法以及人际关系，必须退出即刻的思想才可以。它是一个人心智化水平的体现，也是评估阶段重要的内容。

（6）了解来访者求助动机：求助动机强弱与咨询效果有密切的关联。是主动求助，还是被家人强迫不情愿地来咨询，其咨询效果是不同的。

（7）社会及家庭资源背景：了解了社会及家庭资源情况，对于重建安全依恋、心理支持系统、保护来访者的安全以及提高咨询效率、获取和利用资源非常重要。

（8）对来访者展现出来的问题进行咨询顺序排序。精分快疗主张现实冲突先疏解，人格问题放后边。

以上评估的八个内容，咨询师可以根据咨询的具体情况取舍选择。作为短程的咨询来说，对背景情况的了解不一定要面面俱到。

四、四个问[1]

（一）是什么

“是什么”就是对来访者的问题做初步诊断或评估，可以结合咨询的八项评估和来访者主诉的困惑综合进行。精分快疗因为咨询的时间次数少，所以会以发现现实的内心冲突为核心工作内容。精分快疗会主要关注现实冲突的矛盾心态，或者说现实冲突是最基础和简单明了的评估。它通常是描述性评估。同时在心理咨询中，精分快疗不建议轻易地给来访者戴上疾病的帽子，可以用状态、倾向来描述。因为病耻感会给来访者带来新的问题。

对于理论知识比较丰富的咨询师，在评估现实冲突的基础上可以按照精分快疗洞察概念化口诀的内容对来访者进行进一步的洞察概念化、评估，如：焦虑（进一步区分是现实焦虑、神经症的三种形式焦虑、超我焦虑），防御机制的适应问题，内化不良客体关系造成现实关系问题，安全依恋缺失、心智化水平不充分，分离个体化未完成、分离焦虑，自体脆弱、自恋暴怒、自尊破碎、自体客体的移情缺失，经验组织模式不适应现实环境等。

注意：精分快疗取向，用心理学的理论洞察概念化的时候不必拘泥于一定要符合某一个学派的专业词汇定义。它可以是口语化的，以能够描述产生问题的原因，容易被来访者理解接受为原则。

（二）为什么

为什么就是在评估的基础上，进一步洞察概念化的过程。它从诊断

---

① 岳晓东. 心理咨询基本功技术［M］. 北京：清华大学出版社，2015：78-79.

评估的简单词汇转为进一步对形成过程和原因的诠释。可以按照精分快疗的洞察概念化口诀去做洞察概念化，进一步深入地通过整体、宏观、全方位多视角去分析症状与形成动机的关系。

洞察概念化口诀：

气质人格发防 Yu ①
依恋分离自恋需
镜影孪生理想化
心位认同加关系
创伤移情与经验
焦虑冲突加三我

口诀的使用中，可以从 19 个理论洞察点一个个思考哪个可以诠释来访者症状的动力原因（为什么内容），即症状与洞察概念化口诀内容匹配，然后选出几个尝试着与来访者讨论，看看哪一个更容易匹配来访者，即操作口诀中的"咨客匹配来决定"。

"为什么"这一步需要咨询师先有诠释概念化的思路方向，对"是什么"有一个初步思考。然后在"怎么办"的过程中进一步去运用。否则，在诠释疏通的过程中心里没数，也很难做好咨询。再一次强调，咨询中的四步法内容不是绝对的先后顺序，常常会交叉进行。但是对大体上的轮廓顺序要做到心中有数。

（三）会怎样

它通常包括两种可能：一是进行专业干预的结果是怎样，对预后进

① 发防 Yu=发育和防御机制。

行分析，根据是什么，完成条件是什么；二是如果不进行专业干预结果会怎样，根据是什么。

“会怎样”是个既简单又困难的部分。对于有经验的咨询师来说，比较容易预估出来访者的未来问题发展情况，并给出如何进行专业处理的建议。它既包括良好的预后，也包括进一步恶化。

（四）怎么办

在设置、关系、评估、是什么、为什么、会怎样都进行了之后，开始进行最后一个环节——怎么办（短程咨询也可能开始咨询就有“怎么办”的处理成分。它们的步骤顺序不是绝对的）。下面我们整合性地阐述应该怎么处理现实冲突形成的现实病症。

（1）寻找现实应激事件疏解现实冲突。按照精神分析快速疗法的操作口诀顺序，“人格现实知在先，现实冲突先疏解”。先去疏解第一层面的现实问题。如咨询中，可以这样访谈：“我已经了解了你说的现实感受，这个情况有多久了？在开始不舒服的相关时间，有没有发生什么让你不舒服的事？”假如，来访者表现出来的抑郁状态有两年了，要调查在开始抑郁前的时间发生了什么。可能是离婚、亲人离世等各种负性事件。我们首先要找到这个诱发病症的负性事件并进行讨论。它可能是几年前也可能是二十几年前发生的。现实冲突诱发事件指的是容易回想起来的事件。

（2）重建现实安全依恋。在找到诱发现实病症的事件后，为了创造一个更好的恢复环境，增加自我效能感，改善心智化水平，通常会去发现来访者可以安全依恋的客体，如亲朋好友，去重建现实安全依恋的关系。因为，安全依恋的水平与人的现实心理应激水平、心智化及自我效能感水平相关。例如，一个青少年在学习压力中与父母的关系。如果他们和父母的安全依恋出了问题不能有效地解决，能够想象，一个人在学习压力的困境中独立地重新“站立”起来有多么困难。同样，成年人也需要一个安全依恋的客体，如爱人或者亲朋好友。一个人完全由自我独立地应对社会的压力特别是重大负性事件的应激是很困难的。正像中国的老话说的“一个好汉三个帮”一样。

（3）运用人本和支持性技术。精分快疗的取向，不论做什么样的个案，都主张把人本主义的理念和支持性技术作为基础性的咨询内容。如，发现来访者他自己未发现和认同的长处、成功经验、成长的潜力。帮助他们分析遭遇负性事件的危与机、提供建议、教授应对手段、帮助其提升现实检验力以及处理困境的干预能力。人本主义理论的运用会有效地改善来访者现实理性层面基础性的自尊自恋水平，这也是顺利有效进行咨询工作的基础。想办法把来访者打造成有成绩的人，因为没有成绩的人几乎没有，只是自我是否觉察和认同到了。支持性技术会直接改善患者的适应性防御方式，对于急性和慢性障碍者均有益。

（4）利用洞察概念化口诀进行精神分析精华理论诠释。

●从弗洛伊德的“三个我”的不平衡去诠释内心冲突形成的病症。本我高会关注自我需要多，自我中心、自恋。超我高，要求高，会形成指责和自责甚至强迫性症状表征。自我弱意味着自我功能不健康，会形成适应性不良的刻板状态。

●从卡伦·霍妮的“三个我”去诠释，过度理想化的自我会形成现实自我的无力感，让理想化自我期待更客观合理，再去从真实自我中寻找潜力，从而去超越现实自我的困境。

●从弗洛伊德的焦虑理论去区分来访者焦虑的状态，并适度结合成因进行诠释。精分快疗适合于反应过度的现实焦虑。如果是神经症性和超我焦虑，都需要长程心理动力学的咨询。

●从处理应激事件所使用的防御机制的不合理，引导来访者用更具适应性的防御机制。如利他、幽默、升华、压制（搁置）、预期（展望）、预控（事先准备）、禁欲（适度控制欲望）、积极补偿等。

●用克莱因两个心位视角，从偏执分裂的幼稚心态带来的问题出发，引导来访者用更成熟的抑郁心位去处理问题。例如，从看人以偏概全的非黑即白，到接纳人的问题，从长处、优点的角度去看待人存在的问题。引导调整接近健康的抑郁心位状态。

●用克莱因的客体关系理论诠释，现实人际关系的问题源于过去内化了一个不好的客体关系。现实的关系问题是过去家庭关系问题的外化转移。

●依恋理论的视角，现实的脆弱敏感易激惹、自我反省和理解别人的能力（心智化）与安全依恋的缺失有关。可以通过重建现实的安全依恋去改善。

●分离个体化的视角，人的依赖、啃老、退行、焦虑、抑郁、不能独立适应社会、小家庭不能与原生家庭建立合理的边界，均与分离个体化未能完成有关。精分快疗主张在心理层面重建安全的依恋关系，在实际行动方面，支持来访者独立地去适应社会生活。既有分离健康边界又有安全依恋。

●自体心理学视角，几乎所有的人格脆弱、敏感、自恋暴怒、自尊破碎等现实病症，都与人的自恋水平有关。一个健康自恋的自体结构应该是具有良好的自体客体功能的自体结构。如，青少年自体的脆弱，在学习中遇到压力挫折伤害了自尊、自恋，会导致辍学、抑郁等严重的病症。

●自体心理学视角，自我膨大、没有上进心，与母亲幼年的镜影水平不良和过度溺爱相关。

●自体心理学视角，人生没有奋斗的理想目标，没有担当责任，吃饱了混天黑，与幼年成长父亲对孩子的理想化移情缺失有关。父亲没有潜移默化地起到身教重于言教的移情暗示作用。

●自体心理学视角，人适应社会的才能不足，与幼年的另我（孪生）移情缺失有关。没有经历儿童时期小伙伴们模拟成人社会的经验，成年后的社会实践才能就会受到局限。

●科恩伯格人格视角，人的自体感、对他人表征感受、工作和情感的投入水平，与自我认同有关。自我认同是幼年对父母形象的内化。自我认同问题常常表现为人格的脆弱性和投入性缺失。

●创伤理论视角，现实中的焦虑、恐惧、抑郁甚至各种病症都与过去的创伤有关。如，一个人害怕男性，有可能是在成长过程中他受到过男性的伤害。

●移情视角，移情是精神分析一个通用的概念。人在现实环境中的易激惹，人际关系敏感都与移情有关。不主要是现实的事和几句话让他愤怒，而是现实的应激让他无意识地唤醒了过去的负性记忆造成的愤怒。

●经验组织模式是主体间性理论的视角，它非常简明好用。当咨询需要躲开那些复杂拗口难以理解的概念去诠释概念化的时候，用过去形成的经验组织模式导致了现实的思维方式，从而造成了困境。它是非常简单明了又有深度背景的诠释。如，一个人认为别人都不喜欢我。它是过去成长中形成的一种固有思维方式在支配现实的思维，这种模式主要是过去潜意识的记忆和惯性。不一定是别人不喜欢你，而是你幼年记忆中的被忽视在现实中作祟。

（5）运用疏导文技术。根据咨询中解决现实冲突讨论的关键精华部分，把诠释的内容提炼成精练的语言，写成短文，让来访者在咨询中和咨询后朗读或早晚默念十五分钟或更长时间，以达到推动潜意识意识化的进程的目的，实现精分快疗短平快解决问题的咨询期待。疏导文一般不超过 200 字，但可根据具体情况决定。

例如对人际关系敏感的假设疏导文：我现在对人际关系那么敏感，觉得所有人都不喜欢我，是我幼年潜意识的记忆在支配当下的感受。虽然这种感受源于父母的养育，但是孩子理解大人的能力总会有偏差。现在我确认我父母有问题，但是他们是真爱我的。以前的记忆是孩童理解力不足的误解。既然现实人际关系敏感是误解的结果，我现在就不需要担心害怕了。因为那是误解，我不能用误解来支配我现实的感受。我要自信起来。

精分快疗操作的总结描述：把精神分析精华理论当成认知模型、对现实冲突进行诠释疏通。它主要立足于现实问题的诠释，适当回忆幼年，重视修复现实安全依恋关系，以人本和支持性技术作为工作的基础，相信咨询工作潜意识意识化的作用。当面对的现实病症只是现实应激的内心冲突诱发的、问题并不严重的时候，常常会快速恢复到原来正常的状态。我们有很多这样的成功案例经验，可以从下一章的案例中看到缩影。如果症状并未快速地消失或者反复发生，就要考虑是人格性问题了。这时候需要与来访者协商进一步咨询治疗的可能性。

笔者把精分快疗的工作范式描述为心理咨询的逻辑思维。

第五章

精神分析快速疗法（PRT）案例集

本书所描述的案例，均按照专业伦理要求进行了处理。

一、青春期自我同一性（性别认同）困惑的修通（共7次）

此案例为2021年12月17日在中国精神分析大会上宣讲的案例：通过面询与网络语音通话方式，应用精神分析快速疗法，经过七次心理咨询，解决了一例女性大学生青春期同一性认同、生理女性认同男性的问题。

（一）基本情况

L某，女，北京某985大学三年级学生。经同学介绍而来。

本人无重大疾病及精神疾病史，长辈无精神疾病史。父母均为知名大学的老师，感情良好。家中有两个孩子，经济状况属于一线城市工薪阶层。咨询人和父母关系良好，互相之间有关爱、有沟通。父母开明，理解并支持女儿做心理咨询解决性别认同问题。

（二）咨询设置

2015年5月开始咨询，采用面询和网络语音通话咨询两种形式，收费，设置每周一次（有几次因咨询人要求延时了一两周），咨询目标是解决青春期的性别认同困扰。共七次。

（三）咨询过程

1. 咨询一般情况

咨询人的一个同学曾经找我做过咨询，效果良好。这种信息反馈给咨询人，使得她开始就对我比较信任，甚至有一些理想化移情。

2015 年，咨询人大学三年级的学习状态基本正常，恋爱问题始终困扰着自己。

咨询人自我描述，内心出现了严重的冲突。自己是女孩，以前衣着打扮都是偏中性化的。进入高中后更严重，穿男性化衣服，留短寸头，喜欢和校外一群爱打架骂人的社会青年一起，吸烟、骂脏话。自己绝不会穿裙子、戴女性饰物，不想让人感觉自己是个女孩。未有过真实恋爱经历。恋爱总是没着落，因为咨询人找对象前提条件是，不论对方生理性别是男是女，但是在和自己的亲密关系中，特别是性活动中，对方必须是做女性性角色，自己只能且必须是男性性角色。当然这种前提条件是很难找到婚姻恋爱的合适对象的。因此，一直未能寻找到真爱，内心冲突也越来越严重，所以下决心前来求助。

2. 咨询过程

访谈按照精分快疗操作的四步法步骤进行（先设置、建关系、要评估、四个问）。专业设置、建立咨访关系、评估来访者基本情况的三部分是心理咨询通行的基本操作，不再描述。以下直接进入四个问部分。

（1）“是什么”评估：青春期同一性性别认同困扰。根据精分快疗操作口诀的“人格现实知在先”，假设该案例为继发性同性恋，非基因类、先天就有的类型。即因为后天容易回忆起来的应激事件，造成的冲突、创伤诱发的现实症状。现实创伤（容易回忆回想起来的负性事件记忆）留下的内心冲突、恐惧记忆，造成了现实的性别认同倒错。

（2）“为什么”和“怎么办”：“为什么”的洞察概念化和“怎么办”的诠释两个部分整合起来描述（针对病症，根据精分快疗口诀的十九个精华理论视角去逐个配对寻找，看看哪个与症状匹配、可以用于个案概念化）。

①为什么出现病症的评估：咨询人青春期自我同一性认同过程中，因为过去的创伤诱发的反向形成和补偿的防御，产生的性别认同偏移，形成了生理女性认同男性性角色的性别认同倒错问题。

咨询人气质敏感。幼年，学龄前由妈妈和保姆照养生活，妈妈对她非常好，她和父母的感情也非常好。上小学前，家里有了弟弟，妈妈爸爸对弟弟表现出非常的关注和喜欢，让咨询人产生了被忽视和抛弃的感受。

访谈中咨询师的诠释：家里有了弟弟以后，你有了被忽视的感觉，可能会无意识地产生还是男孩儿、男性好的感受。会认为女孩儿没有男孩儿好，女性没有男性好；女的是不被喜欢的、是被欺负的，所以我父母原来对我非常好，以我为中心，后来就因为有了弟弟，父母才会“抛弃”了我。于是心里会有一种感受：当男孩好，女人没有男人好，当女人会倒霉，会被人抛弃，我应该当男人。咨询师解释，这种被忽视被抛弃感是幼年的创伤性反应，会长期地留下内心冲突、恐惧的记忆。

还有一个因素是，咨询师在访谈中有意地调查了咨询人幼年与性体验有关的经验。咨询人小学前曾听到父母在性活动中，母亲有呻吟、嚎叫等表现。作为孩子在听到性活动中母亲的表现后，因为不能理解，所以感觉母亲很受罪。这是第二个原因。

对第二点，咨询师的诠释是：小孩子并不能够理解这是女性性生活中的一种性愉悦和享受表现，可能会误解成是一种受虐。这可能又进一步强化了咨询人的做女性不好的认识，认为即使是在“睡觉”中女的也是受虐的，真可怕！还是做男性好的无意识体验。

咨询人在高中的初恋中，自己喜欢的男生又移情别恋，转去喜欢一个新来的女生，咨询人又产生了被抛弃感。这是第三个原因。咨询师诠释：高三时候的恋爱，只是一种互有好感的暧昧，并未真正进入明确的恋爱。该男生后来喜欢上了另外一个女同学，这让咨询人又一次产生了被抛弃感。并强化了潜意识中幼年被弟弟夺走爱、还是当男人好的创伤感受。无意识感觉当女人会倒霉，很被动，会被抛弃，会被欺负，会受虐。因为做女孩儿、女性、妻子会被如此地伤害，所以我要当男人。我恐惧当女人，这是过去潜意识积累的体验感受。

咨询人潜意识层面体验到做女人不好、倒霉、恐惧，它进入意识后会感觉痛苦。这样，为了减少痛苦的可能，自我会无意识地启动反向形成和补偿的防御机制，去缓解内心的冲突和恐惧，以减少痛苦，从而形成了如果恋爱，不论对方是男是女但必须在亲密关系中充当女性的性角色，自己必须始终是男性性角色的状态，因为如果自己进入女性角色就会有无意识的恐惧。

咨询师进一步诠释：潜意识的冲突和恐惧会诱发痛苦感受，这样防御机制便会启动工作。咨询人第一个使用的是反向形成的机制：我不能接受的就向相反的方向认同，使得生理女性认同男性角色。第二个是补偿的防御机制：当自己做女孩遇到自恋自尊受损的时候，会用补偿的形式去弥补。我当了男性就不会被别人忽视和抛弃，我当男性容易得到尊重，感觉安全。当然，这种补偿的防御是一种消极的过度补偿防御。

经过讨论，咨询人认同咨询师的诠释。

另外，咨询人不除外在俄狄浦斯期存在认同的基础问题。但是精分快疗中的现实冲突的应激事件是指：容易回忆回想起来的负性事件。所以咨询师在咨询修通诠释中，考虑到俄狄浦斯情结诠释和中国文化的适应性问题，并未在诠释概念化中提及，也未触及前俄狄浦斯期。

②“怎么办”的诠释处理过程：在诠释中，解释了咨询人幼年的潜意识的体验感受，它受到了年龄、大脑发育水平、现实检验力、认知领悟能力、心智化水平和人生经验的局限。因此潜意识中产生了强烈的心理性别与生理性别的认同冲突。做女人不好、倒霉、受虐、被抛弃、没尊严，我应该做个男人。这样我才不恐惧、才有尊严和安全感。咨询人在青春期人格的同一性认同阶段，从生理女性偏移到认同男性，潜意识中的主要动机是恐惧。

有了动机，所以就形成了在恋爱的需求、愿望、期待中，无意识地启动了反向形成的防御机制的情况，将一种无法接受为女性角色的愿望或冲动转化为相反的形式去认同。我要找对象，对方只能是做女性性角色。否则，我会产生内心冲突，处于恐惧之中。这个过程也可以诠释为一种补偿的防御，用做了男性有自主有自尊的补偿防御机制来消除做女性的恐惧感。通过补偿，期待在亲密关系中增加安全感。但是，不恰当的防御又会把自己带入了一个新的，有更多内心冲突的区域，让自己长期感觉到更严重的痛苦。这是咨询人求助的动机。

咨询人在咨询中转回的过程中，经历了性压抑到逐渐解除压抑的过程，开始以更宽松的标准寻找恋爱对象。其中虽然还会有恐惧，但是在性活动中女性性角色开始慢慢有意识地尝试着恢复。女性性角色愉悦的体验并未带来受虐的感受和恐惧，又强化了自己回归女性角色的进度。

第七次咨询时，她告诉咨询师，自己正陶醉在情爱和性爱中，这多少让咨询师有些惊讶，感叹现在的年轻人恋爱的速度如此之快。咨询人说，自己已经完全能够享受女性的性角色。并开始改变着装和修饰，穿花裙、戴发卡、涂彩色指甲。第七次咨询后，基本确认完成了性别认同倒错的转回。后面断断续续间隔几个月有过数次咨询，主要是咨询如何在恋爱中建立良好的关系等内容，性别认同问题未出现大反复。

(3)“会怎样”评估：此个案不经专业帮助，不会自然矫正回归正常女性角色。

(四) 疏导文技术的运用

经过和咨询人讨论形成的疏导文：我是因为过去的创伤，让自己的潜意识误认为做女性会倒霉，会被抛弃，没有自尊。现在理性地看是因为过去的理解力不成熟。我的父母是爱我的，我确认。恋爱失败被抛弃的情况男女都有，没有女性必然被抛弃的因果关系。缘分不到男女都会遇到被抛弃的情况。成功恋爱中的女性反而会得到更多的呵护、疼爱。所以我潜意识误解了女性的角色，让我产生了恐惧。我大胆地回归我真实的性别，展现出女孩的魅力，实践证明我不需要恐惧。恐惧做女孩没有合理的依据，只会给我带来困扰，让我更痛苦。我要大胆地做女孩，做个有魅力的知识女性，去展现我的人格魅力。我相信，我的父母能够如此相爱，我也能行!

在咨询中先引导咨询人读几次疏导文，找找感觉进行内容调整。咨询后早晚在潜意识放松的时间各读十五分钟，也可以在需要的时候读，默读朗读均可。疏导文明显地强化了咨询效果，加快了咨询进度。

(五) 咨询回访

2021 年 8 月，咨询师对个案进行了回访，此时距她第一次来咨询已经过去了 6 年多。她给咨询师发来了一些照片：照片上的美女碧眼长发，彩甲短裙，衣袂飘飘，性感迷人，完全是一个身心合一、享受美好生活的现代女性形象。

二、科学家十年强迫症症状消失了（共13次）

（一）基本情况

L某，男，国家科研机构研究员，离异。前妻是歌唱家，比他小十几岁，二人育有一子。十年前开始出现强迫症症状，几乎天天上班要迟到，因为常常要开早会，多次被领导批评。表现是，上班从家走出去一两站后，会经常性地要求自己回家去检查门锁、煤气开关。明白出门前已经检查过，没有必要再回去，但是控制不住地要回去检查。曾经在多家医院就诊。

（二）咨询设置

专业设置，每周一次，付费，面询。

（三）咨询过程

因为一次研究生同学聚餐，听别人说有个老师帮自己短平快地解决了心理问题，所以找到笔者，有些理想化移情。

（1）访谈了解情况：评估为具有强迫症症状的状态。

（2）根据精分快疗四步法：先设置、建关系、要评估、四个问的操作步骤（前面三个部分属于心理咨询的基本操作内容，不再赘述），在第四个部分的四个问“是什么、为什么、会怎样、怎么办”的环节中，开始融入精分快疗的理念。根据精分快疗操作口诀“人格现实知在先，现实冲突先疏解”的原则，首先假设现实症状与现实冲突有相关性，然后通过访谈寻找精分快疗的现实冲突诱发事件。了解到来访者在出现强迫症症状的时间，离婚了，确认了症状出现与离婚可能相关。

（3）洞察概念化：应用提示，在咨询师还不熟悉精神分析多学派的精华理论情况下，可以根据精分快疗的洞察口诀提供的精神分析五大学派的十九个精华理论点去一个个与症状匹配，找到洞察概念化的几个诠释点。通过纲举目张的思路，慢慢地去熟悉，直到能够对精神分析的整体性主要精华理论自然而然地应用。在该个案访谈中了解到，来访者在对前妻深深的爱恋当中，因为前妻与另一位演员的出轨在朋友中传得沸沸扬扬，精神上遭受了重大的打击，产生了非常强烈的挫败感。认为自己作为一个科学家却没有经营好夫妻感情，没有管好这个家。特别是作为一个高级知识分子就更不应该，太伤自尊。然后是吵架、感情破裂、离婚。妻子的离开使得他陷入了一种失败、自责、冲突的抑郁状态。在对亲密关系和家庭的经营挫败感、无力感中，来访者无意识地启动了补偿的防御机制。其潜意识的逻辑是："我以前没有经营管理好这个家庭，以后我要加倍注意。要把家庭管理得井井有条，甚至是滴水不漏。让失败不再发生。"咨询师诠释，这种矫枉过正的消极补偿，是潜意识中安全感被破坏，自恋自尊受到严重损害的结果。无意识恐惧自己的生活中再出现问题，是形成强迫性检查煤气、门锁的潜意识动机。咨询人基本认同。

（4）疏通：疏通是根据精分快疗操作口诀"积极赋意是关键"理念展开的。诠释、讨论、疏通现实的强迫症症状与十年前的离婚应激事件的因果关系。诠释内心失败感的内心冲突产生的补偿防御从而形成了强迫检查症状。

（5）改变：前两次咨询主要是了解情况进行评估。从第三次咨询起开始进行疏通。诠释以后，来访者的症状开始缓解。在症状刚开始缓解的时候，咨询人不知道是不是好转的表现，既欣喜也不敢确认。咨询中咨询师对其内容进行了确认和强化。当持续的放松状态出现以后，他确信了咨询师说的“潜意识（过度）补偿动机与强迫症状的因果规律”。前后经过13次的咨询，来访者的强迫症症状消失了80%以上。咨询后的三年、五年回访当中，来访者状态正常。

（四）疏导文内容

咨询中针对咨询人离婚产生的现实核心冲突（精分快疗的现实冲突定义：容易回忆回想起来的负性事件造成的内心冲突）编了疏导文：我的强迫症状是因为在婚姻带来的失败感、无力感中无意识地形成了过度补偿的动机，然后驱动了检查的症状。理性地看，她的出轨，我们的分离主要是性格价值观、工作氛围、人群差别太大，她不认为我的科研成果是成就，重视和喜欢名利，这样我就没有了吸引力、价值感。所以她能够多次出轨。她的价值观中我已经不重要了，没了缘分，所以分开是随缘。孩子已经自立，我现实的婚姻比过去更和谐。所以，离婚并不是经营的失败，而是价值观不一样，是缘分没了。离是早晚的，所以晚离不如早离。理性地看，离婚不是失败就不需要补偿，所以潜意识的过度补偿非理性、不合理、不需要、没正面价值。所以我要觉察补偿的动机，削弱它，用让我现实安稳的生活体验，冲淡潜意识的失败感，能够淡定从容地面对生活。

（五）咨询回访

咨询完三年、五年后，对咨询人进行了回访，如果把咨询前症状分定为100%，几年来其症状稳定在10%的水平以下。我考虑是性格基础性的特质的表征。

三、害怕睡觉的男医生（共3次）

（一）基本情况

M某，男，30岁，已婚，北京某医院内科医生。主诉害怕自己一个人关灯睡觉，会睡不着，做噩梦。妻子是护士，经常值夜班，当自己一个人在家的时候，晚上睡觉必须要开着灯，开着电视才能睡好。记忆中从上小学就是这样。个人和家族没有精神病史。咨询诉求是帮助他分析为什么会这样。

（二）咨询设置

专业设置，付费，面询。

（三）咨询过程

（1）按照操作四步法的先设置、建关系、要评估进行前三部分咨询。

（2）按照四步法的第四步的“四个问”进行访谈。

注：（1）与（2）中的内容不是绝对的结构化，常常会有前后交叉，比如，随着访谈的深入，评估的内容也会有变化。

①是什么。评估为：对特殊场景的恐惧。

②为什么。根据精分快疗的操作口诀“人格现实知在先，现实冲突先疏解”的理念，假设该症状与继发性的现实创伤事件有关。然后进行诱发现实冲突的创伤事件寻找（精分快疗定义现实冲突是“容易回忆回想起来的诱发事件造成的内心冲突和创伤”。对诱发现实冲突的负性事件洞察概念化，可参考洞察概念化口诀提供的十九个精华理论提示点）。咨询师引导性询问“有没有过去对黑暗害怕的记忆”。咨询人

回忆，自己幼年住在一个工厂宿舍区，平房。在上小学前，有一次因为在托儿所调皮被老师告状，母亲狠狠揍了自己，还说，“我一个人带着你多不容易！天天上班那么辛苦，你还不听话给妈妈找事儿，托儿所不要你了，我也上班就没人要你了！”母亲打完自己，把自己推到大门口黑黑的路上，说，“你以后别回来了，我不要你了！”然后把大门关上了。一直到晚上十点多才让自己回家。晚上自己一个人在外面的时候，街上没有灯，黑黑的，偶尔传来大狗的叫声。自己特别害怕，害怕母亲真的不要自己了，害怕大狗跑过来咬自己，感觉时间过得好慢好慢，敲门妈妈也不开。那个夜晚在黑黑的街上，当时感觉是把自己吓坏了。

咨询师诠释：根据潜意识对刺激性强的事记忆深刻的特质，在四岁的时候人还没有分析母亲的真实心理和处理黑暗恐惧的能力。因此当时感觉非常害怕也是自然的。这时候会无意识地把母亲不要自己了和黑暗联系在一起。或者说，一遇到黑暗场景就会无意识地想到被母亲抛弃的恐惧。而我们在未能觉察、释放、疏通这个创伤阴影的时候，这种恐惧会一直记忆在潜意识中。一有诱发的情境就会移情诱发恐惧，有人陪伴的时候恐惧会表现得不明显。所以，当妻子上夜班的时候，每当咨询人关灯睡觉的时候，黑暗的情境就会让其移情，再次重复地体验到幼年被母亲打、推到外面的记忆。这种恐惧是无意识层面的，也就是说，恐惧的原因自己并不能觉察到。没有觉察到，潜意识恐惧记忆的能量就不能释放、降低、疏解。所以，现实中会反反复复地强迫性重复着幼年的恐惧记忆。

咨询师继续解释，有恐惧是因为这种恐惧没有被理性化意识化地分析。如果从现实回头看，母亲吓到了自己，但是，母亲说不要自己了一定是气话，母亲的言行伤害了自己。从母亲言行的动机看，也许是因爱生恨。就像卡伦·霍妮说的，她也是在那种情形中不得已而为之的，其实，母亲是爱自己的。咨询人认同咨询师积极赋意的诠释。

所以，真实的情况是，母亲绝不想抛弃自己。自己在黑暗中的记忆是一种带有误解的体验记忆。黑暗不应该和被抛弃联结在一起，联结在一起非理性、不合理。因为母亲是爱自己的，不可能抛弃自己。黑暗，它就是意味着没开灯，其他什么都和开灯一样，只是自己那时候对黑暗赋予了被抛弃的含义。

咨询人与咨询师经过讨论，认同以上的诠释。经过协商编了疏导文，早晚默念二十分钟。几天后症状慢慢开始减轻。经过三周三次的咨询，症状基本消除。咨询人可以晚上一个人关灯正常睡觉了。

（四）疏导文

我怕黑，一个人睡不好觉，是因为幼年晚上被妈妈推出家的被抛弃感与黑暗的混合联结记忆及现实对黑暗移情的结果。其实妈妈非常爱我，我不需要恐惧。所以遇到黑暗也不需要与被抛弃感产生移情联结。小的时候理解不了这些，现在能够洞察概念化潜意识过去的记忆，有妈妈的爱，我应该感觉黑暗中心里有妈妈的惦记牵挂更温暖才合理。我有爱人和妈妈的爱，黑暗中她们始终和我的心在一起。有亲人和我心连心，我什么都不怕。

（五）回访

该咨询者咨询了三次，恢复了70%。一年后追访，已经可以和正常人一样关灯睡觉了。

四、天天“晕船”的研究生（共3次）

（一）基本情况

L某，男，北京某大学研究生。自诉入大学以后有个奇怪的感受，每天在不固定的时间和地方总会突发像坐船一样，有晃悠的感觉，已经六年。身体检查未发现问题。医生考虑是心理因素造成的，建议去做心理咨询。在学校做了近一年的咨询，主要是分析幼年的成长环境，未见明显好转。后通过转介找到笔者。咨询者父母均为中学老师，身体健康，自己和家族没有重大精神疾病史。

（二）咨询设置

专业设置、收费、面询。

（三）咨询过程

（1）咨询人主诉：因为父母都是老师，而且父亲是校长，所以对自己要求严格，期待高。自己也感觉爸爸是校长，如果考不上好大学会给父母丢脸，甚至给他们的工作带来不好的影响。所以对学习非常重视，成绩也一直处于年级前列，偶有波动。一直到高考，基本上都是在这种高压下度过的。虽然嘴上不说，可是心理压力很大。

高考的时候发生了一个突发情况，在考数学的时候，有一道题平时会做，可能是因为紧张，怎么也想不起来怎么做了。然后脑子里出现了控制不住的联想，我要是考砸了可怎么好？后果不是我一个人的事儿啊！越想越紧张，绕不开，后来突然出现了晕场：心跳加速、出虚汗、注意力集中不了、呼吸也明显急促了。监考老师过来问了情况，看到考试无法继续，就建议由监考老师陪着出去活动几分钟。出了考场，迅速让脑子冷静下来，自己及时做了深呼吸加默念的放松催眠。这是以前考试老紧张的时候和咨询师学的。十几分钟后状态恢复了很多，回到教室完成了考试。因为基础好，所以还是在北京自己家所在的那个区上了一所985理工院校。毕业后又考研究生，进入了一所顶尖的大学，就是这个“坐船晕”问题一直困扰着自己。

自述：高考后一家人都放假，父母带着自己去泰国旅游，感觉很轻松。开学前没有发现问题，开学后开始出现了这种情况。后来发展到每天都出现多次，时间地点不固定。从大学一年级一直到研一，让自己很是苦恼。服过药，只能暂时缓解紧张和症状，没有根本解决问题。

（2）咨询师的评估诠释疏通。按照四步法的先设置、建关系、要评估、四个问（是什么、为什么、会怎样、怎么办）的心理咨询基本部分加入精分快疗理念进行操作。

①评估“是什么”：创伤性躯体化症状反应。

②“为什么”的洞察概念化：根据精分快疗操作口诀的“人格现实知在先，现实冲突先疏解”的原则。假设咨询人“坐船晕”是一种躯体化的反应。而高考的创伤是这个躯体化反应的潜意识创伤性动力。

根据精分快疗洞察概念化口诀的十九个精华理论点去思考，哪一个可以诠释咨询人的问题。咨询师的诠释是，因为整体的高考氛围和咨询人的家庭环境，使得咨询人高考只能考好不能失败的压力很大。虽然口头不直接说，但是内心是深谙的。这种一次高考只能成功不能失败的心理压力让其在高考遇到了障碍时产生了移情联想：如果我因为这道题考砸了就完了，父母也跟着丢脸，我们家在这一带可怎么见人？越想越紧张，越紧张题越做不下去。恶性循环，类似于心理学描述的“舌尖现象”。害怕考砸了的负性移情产生的急性焦虑发作，形成了创伤。而创伤的冲突和能量在潜意识的记忆中是不会自然消失的，遵循的是能量守恒定律。它总会在合适的情境和心态下表现出来，以求得释放。这种合适的情境和心态应该是与造成创伤的学习压力类似的。有相似情境的触发，症状就会强迫性地重复。这就是潜意识记忆中的创伤造成躯体化“坐船晕”症状的过程。

根据精分快疗的操作口诀，在找到了现实事件造成的现实冲突、创伤后，咨询师给予了进一步的积极赋意：咨询师说，我们先来看结果，你现在虽然经历了很多人都经历过的曲折，但毕竟你现在进入了最好的学校读研，所以你的学习过程应该是成功的。也可以说没有给父母丢脸，而是为家庭争了光。而你的潜意识会记住和泛化高考的创伤性事件。我们要做的是通过意识化理性化的分析，从现实整体评估自己的学习是不是失败的。答案应该是否定的。也就是说，你所经历的高考紧张的状况只是你走到今天成为一个优秀的人过程中的一个小插曲而已。所以我们应该释怀它，有意识地让自己已经取得的成绩去冲淡潜意识中的失败感、恐惧感。告诉它，那只是我人生为了取得成绩经历的小历练而已，它并不是失败，是我以后处理压力的经验。失败是成功之母，它是我以后进步成长的素材，不是失败，更不能像潜意识一样把它解读为创伤。那么，既然没有创伤，躯体化的表现也就没了动力了。

你现实中之所以总会出现“坐船晕”的情况，是因为潜意识固着的创伤冲突能量守恒在那里。它总会因为找到它认为合适的环境和心境而产生移情反应，去表达这种能量。所以就有了天天不定时不定地点的“坐船晕”。

经过讨论，咨询人认同咨询师的诠释。

（四）疏导文

我的无意识记住了高考的急性焦虑发作过程，并把它和给父母丢脸联系到了一起。事实是，我并未失败，而且现实中我很优秀，所以应该意识化潜意识中体验的创伤。那个创伤记忆不合理、非理性。我要觉察它，释怀它。用经历挫折的经验，发奋拼搏后取得的成绩，为家庭争了光的心态去评价过去。我是优秀的，有了现实优秀成绩，是不需要对过去恐惧的。

（五）追访

此案例共做了三次咨询。一年后追访，状态良好，症状完全消失。

五、从二本突破一本线 80 分的女生（共 12 次）

（一）基本情况

Z 某，女，河北人，天津某大学学生。咨询人一直学习优秀，高三随着高考的压力增大成绩开始下降。从摸底考试的一本水平下降到了二本水平。家长带着咨询人四处求诊，多家医院将其给诊断为强迫症，服药效果不好。家长及自己未有重大精神疾病史。咨询目标是，恢复正常学习考试状态。

（二）咨询设置

此案例由某心理学老师转介而来。专业设置，每周一次，网络视频咨询，付费。

（三）咨询过程

1. 主诉

表现为强迫症性思维、行为及思维插入。一方面有各种怪异的想法侵入性地干扰自己的学习，另一方面自己在学习中进入了自我否定，现实与原来优秀的记忆陷入了不可控制的冲突，以及思维僵化的状态。认为我有病了，跟不上了。学习成绩下降，自尊受损和不服气，认为我原来是个学习非常好的学生，想赶上去又很无力。另外，做题的时候表现出来强迫症性的刻板：第一道题做不完不能开始做第二道及后面的题。如果去做，就会感觉心里难受。同时感觉压力很大，脑子不灵了，所以学习也不好了。

2. 按精分快疗四步法操作

（1）“是什么”的评估：因高三学习压力大不能适应，成绩下降，导致了自恋自尊受损，内心冲突严重，由此诱发的强迫症性症状，症状又使得学习能力下降，恶性循环。不除外有气质基础因素。

（2）“为什么”的洞察概念化：咨询师由精分快疗的十九个精神分析理论洞察概念化点去思考，哪些可以解释咨询人的症状。如：①父母遗传的气质，是现实强迫症症状的基础性因素，具有强迫症的强迫性人格基础。②自恋受损、自体脆弱；幼年的镜影、理想化、另我移情需要满足相对不充盈。③高三以后的学习成绩下降导致的自恋在第二点的基础上进一步受损。④现实的安全依恋不良，父母特别是母亲责怪多。⑤由现实自恋受损导致的现实内心冲突产生的心理能量，进一步导致了强迫症性躯体化症状，同时又强化了学习能力下降。

（3）“会怎样”的评估：咨询师的评估是，如果未经专业干预，高考成绩会维持在二本水平，甚至继续下降；自恋自尊及强迫症症状难以在压力状态下短时间恢复。

（4）“怎么办”的处理：咨询师考虑距离高考还有三个月，咨询人现实的自恋自尊水平低，人格状态比较脆弱，对支持系统的信任度不好。根据精分快疗的范式（注：葛林·嘉宝《长程心理动力学心理治疗》一书中也强调了“咨询人的心理状态轻重不同，采取由分析到支持的不同技术策略”的治疗理念），咨询师采取了以下的咨询策略：讨论寻找咨询人的自尊自信支撑点，如自己具有非常高的智商；讨论分析咨询人面对的高考境遇；考试采取会的、分高的题先做的策略；用疏导文每天进行心理暗示加快自信恢复速度，争取能够在高考中考出好成绩。

咨询中具体实施内容如下。①恢复基本自恋、自尊、自信。开始访谈的时候，咨询人说话声音非常微弱，表达不流畅，在排除了有生理性的发音问题后，咨询师评估这是现实冲突导致的自恋受损带来的躯体化表现。应对方法是讨论、寻找自己的自恋支撑内容："我长得很漂亮，性格很文静。我品德修养好，尊敬老师同学。我学习能力是非常好的，要把它重新发挥出来。尽管父母的教育方法需要调整，但是我的父母是非常想帮到我的。我有信任的建平老师全力的专业支持。"以上对潜意识进行自我暗示的疏导文需要天天坚持默念或朗读，内容会有微调。②用支持性技术，讨论学习考试的方法问题，建议可以在小的考试中采取"先撒网捕大鱼"的方法，具体方法是拿到考试卷子后，先去做自己会的、分数高的题，不论题在卷子前面还是什么位置。把不会的留到最后做，以拿更多的分数为原则，不管自己感觉舒服不舒服。建议尝试一下看看效果。结果效果良好，分数明显增加，这样又强化了这个计划的进一步实施，同时因为成绩的提升使得自恋自信自尊水平有所改善。开始正性循环，使得这种心理教育和支持技术产生了很好的效果。③根据精分快疗的整合范式，咨询师会同时与孩子和父母做咨询，对父母短平快地进行了心理教育。告知在还有两个多月的高考前时间内，压力大、竞争激烈，如何发挥好心理支持的功能。应多用同理心去理解她，接纳她，杜绝抱怨。让孩子从现实的安全依恋中获得更多的安全感和自我功能的提升。④采取"明修栈道，暗渡陈仓"的策略，与家长共同制订了新的对 Z 的评价标准，即只要你每天认真学习了，全家都会认为你是好学生，对你的评价，我们自己做主！你的学习态度决定评价。全家开始不关注学习成绩和排名，只要 Z 认真地、按部就班地完成每一天的学习计划，就是好学生。家长就认可你，支持你。只考虑学习计划落实的态度，不考虑成绩排名。因为一个人的成功与否，不能按照成绩简单地评价。⑤用心理教育方式与咨询人分享情感隔离和理智化的防御机制在学习氛围中，如何减少环境中高压的氛围对自己情绪的影响。⑥把以上所有对自恋、自信、自尊恢复有利的内容都编入疏导文，让 Z 每天早晚默念二十分钟，强化提升现实自恋水平。

（四）疏导文技术运用

共同讨论后的疏导文：我长得漂亮招人喜欢。我品德修养好，尊敬老师同学。我学习能力是非常好的，我有这个能力就可以把它重新发挥出来。父母和我的关系已经得到改善，我是可以依恋他们的，家里是有安全感的，我在家是可以放松下来的。我的父母是非常想帮到我的，有了新的评价标准，只要我每天按部就班按照计划认真学习，我就是最好的学生，这样我就不会因为成绩伤自尊了。我也不需要关注成绩排名了。我还有信任的建平老师全力的专业支持。我的学习考试方法的调整已经促使了成绩的上升，我要坚持去摸索体验找到适合考试的方法。

（五）咨询结果及回访

咨询人经过三个月十二次的网络视频咨询，成绩稳步上升，高考突破一本线 81 分，成功考上天津某著名大学。一年后回访，基本适应学习生活，处于中游水平完成学业。

六、被奶奶“调戏”的大孙子（共 1 次）

（一）基本情况

K 某，男，初一学生，性格内向。经转介，由父亲带领来咨询。因为其有近一年不敢回奶奶家，一回去，奶奶就“乱摸他”，让自己感觉有点兴奋又很别扭。上初中后，听同学偶尔说有男孩找借口，通过打打闹闹接触女孩身体，“调戏”女孩，胆大的女孩也有的通过打闹“调戏”男孩之类的事，让自己感觉奶奶是在“调戏”自己，但是又不能表达得太直接。每次回奶奶家都被奶奶摸摸、拍拍，感觉很不舒服。所以近一年找各种理由不回奶奶家了，但是心理又纠结。主诉自己及亲属中均未有精神疾病史。

（二）基本设置

专业设置，面询，付费，只咨询了一次，两小时。

（三）咨询过程

1. 咨询人进入咨询室之前，父亲说了些情况。开始知道了孩子不回奶奶家的原因，父亲和兄弟姐妹们回忆讨论了母亲的品行问题，都说从未见过母亲有这种情况，觉得不可能，感觉奇怪。可是孩子的困惑又是非常真实的。听转介的医生说笔者擅长解决疑难杂症，所以决定来咨询一下。开始咨询的时间主要是父亲说情况，孩子偶尔回应一下。咨询师慢慢地通过共情开始和孩子交流，说他“有礼貌、挺帅的，学习也好，一定有女孩喜欢他”。他脸红地笑而不语。咨询师在基本排除了奶奶是真的有调戏孙子的可能后，按照精分快疗洞察口诀十九个提示，逐个一一对应思考，“气质人格发防 Yu”，想到可能与青春期的性发育和因为内心冲突诱发的防御有关。

2. 咨询按照精分快疗的四步法进行。先进行了专业设置。用共情打消咨询人顾虑，让他知道，说了自己的事也不会被笑话。评估了此个案的被调戏不是真实的，与心理因素有关，也排除了精神异常的可能。然后按照精分快疗四步法操作的第四步“四个问”（是什么、为什么、会怎样、怎么办）的内容进行。

（1）“是什么”的洞察概念化评估：根据精分快疗口诀的提示点，咨询师假设该个案有几个可能。①青春期发育导致的性需求增强（根据口诀中发育提示）。②压抑、投射的防御机制发挥了作用（根据口诀中的防御提示）。③偏执分裂到抑郁心位的心理不成熟，形成了奶奶是坏奶奶的体验误区（根据口诀中克莱因的心位概念）。

（2）“为什么”的洞察概念化诠释：咨询人性格内向，不善言辞。微胖，脸上有些青春痘。有了性需求，感觉到家庭和社会环境的不理解和不接纳，会不自觉地忍下去，自己也觉得像流氓、下流。所以，这种不被理解和接纳的性需求没有正常地得到释放，需求和释放的恐惧冲突产生了焦虑（根据口诀的“焦虑”部分及本书中的弗洛伊德焦虑理论）。有焦虑必然会产生痛苦。所以潜意识会启动防御机制以期待化解内心冲突和焦虑。防止焦虑产生痛苦是启动防御的基础。防御把自己不能接纳、未被满足的性的需求投射给了奶奶。把奶奶正常的抚摸孩子的行为投射成一种性行为，用另一种自己不会自责的形式，满足了自己部分的无意识性需求。投射出来的、满足性需求的客体（奶奶），让自己在幻想中有些兴奋和释放的满足感，又不会让自己因觉得自己下流而自责。防御的结果既可以有一些释放，又减轻了自己的性需要是下流的压力感（强调：这种投射是潜意识层面的，自己不能觉知的）。同时，咨询人的人格中，自我和超我两个部分也会工作，超我会感觉到奶奶不正经，“调戏”我，去见奶奶就恐慌，所以不敢去奶奶家了。总是不回奶奶家也会有压力，因为毕竟自己是跟着奶奶长大的，这样有些不合乎常理、不近人情，也会有良心的自责（这种自责表示超我的矛盾，超我的监察功能也部分地进入了意识）。现实中，咨询人处于人格中的本我欲望释放需要、自我无意识地压抑和投射，以及超我道德良心矛盾的内心冲突状态。自我无意识地期待用防御机制寻找平衡点，降低焦虑冲突。而奶奶不好、自己不回奶奶家也不好的纠结，让这个平衡点不能真的平衡。即，不健康的防御机制压抑和投射，把冲突引入了新的冲突区域，而不是引向了低冲突、无冲突区域。这正是精分快疗的重点工作内容。

（3）“会怎样”的评估：没有专业干预，压抑和投射的防御机制会继续支配自己。

（4）“怎么办”的处理：咨询师做了以下的几个内容。①评估了咨询人的理解能力，确认其可以听懂后，诠释了青春期性欲望的合理性。讨论了如果有机体紧张感、性兴奋，可以适度的手淫问题，并取得了其父亲的认同。②讲了如果欲望不能合理地释放，必然会带来变形释放的道理。③诠释了潜意识中的压抑是基础，投射是产生对奶奶误解的直接原因。即，当自我正常的性需要不能被认同和满足便会产生焦虑，潜意识的防御机制就有可能把这种压抑的性需要投射出去，用另一种方式让自己满足和减轻心理压力。压抑和投射的防御机制都是自己不知道的、在无意识中发生的。奶奶调戏我的感受，是内心性需要投射产生的误解。④根据原来奶奶照顾自己好多年，和奶奶有感情的情况，用克莱因的偏执分裂和抑郁心位的理念去看待奶奶。即使是奶奶没有考虑到大孩子被抚摸的自尊问题，那么奶奶照应自己，接送上学做饭，也应该把奶奶看成一个好奶奶。诠释的过程中，咨询人边听边点头认同。

咨询完，走出咨询室后，父亲给我发了信息，孩子说，“咱们现在就去看看奶奶吧！”

（四）疏导文的运用

我理解了青春期的正常性需求是健康合理的。我合理地释放性欲望是健康的，不需要压抑和自责。我因为压抑，造成变形满足而误解了奶奶，以后我要多去看奶奶。今后我有什么成长问题，会随时和家长及专业老师沟通求助，以确保我在青春期健康成长。

（五）咨询回访

咨询后当天，咨询人去看了奶奶，并主动向奶奶表达了歉意。一年后回访，咨询人和奶奶的关系已经像以前一样亲密了。

七、恐惧坐电梯的男医生（共1次）

（一）基本情况

Z某，男，医生，四十多岁，已婚，育有一子。孩子在外上大学。身体正常，但是精神上被困扰多年：害怕坐电梯，坐的时候非常紧张；害怕开车进山洞；坐飞机要吃安眠药；害怕自己开车时关上车窗。经询问，家族中未有精神疾病史。经过两小时咨询，来访者自称症状减轻了70%以上，当场去教学楼的电梯做了演示以证明神奇的咨询效果。

（二）咨询设置

此案例是在某省政府部门讲学中，由当地听课的精神科医院医生转来的案例。由我在讲课现场做咨询，按照80%付费。

（三）咨询过程

1. 按照精分快疗的四步法去操作

（1）在讲课现场，确认了专业的咨询，付费，因为是教学咨询，有20%减免。

（2）咨询人知道咨询师是北京来的讲课专家，通过共情和真诚的沟通，很容易地建立了信任的咨访关系，咨询师反移情感觉，咨询人对咨询师有理想化移情。

（3）评估了认知功能正常，现实检验力受损，心理能量不足，自我效能感弱。

2. 按照“四个问”的思路进行

（1）“是什么”的洞察概念化：恐惧症状态。

（2）通过访谈，按照精分快疗“现实冲突知在先”的理念，询问症状发生的时间，以及与此相关的时间发生了什么重大负性事件。

①在咨询师的引导下咨询人主诉：原来没有这些恐惧问题，三年前打了一次官司闹得自己身心疲惫，而后就慢慢出现了这种情况。官司的纠纷是别人欠了自己的钱，长期不还。自己在讨要的过程中被对方以各种形式骚扰。例如，过年让社会上的地痞、流氓来家里敲门，说是拜年，但实际上是威胁恐吓。类似的骚扰也会发生在回家的路上，甚至工作单位。知道自己有理，但是因为对方只是用表面正常的语言来骚扰恐吓，没有构成违法犯罪行为，所以公安部门也不好处理，只是劝一劝而已。而自己又是个知识分子、文人，没有能力应付这种人。这种情况持续了一年多，每次对付这种人总是心有余悸，而后就出现了恐惧害怕的问题变多的情况。自己是医生，开始会用药控制症状，后来发现停药症状就会加重，而且吃药控制效果也不好。最后要钱的官司打赢了，虽然自己通过司法程序把钱要回来了，但是这两年的经历却给自己心理留下了阴影。

②咨询师的现场解读：虽然理性地看，官司打赢了，钱拿回来了。但是潜意识中的体验和记忆却是令人恐惧的。会无意识地体会到社会上可怕的事太多了，虽然是自己有理却经常被别人恐吓，而且自己拿他们好像也没办法！有一种安全感的失控感。这种安全感的破坏，已经形成了创伤及泛化成恐惧状态（概念化根据精分快疗洞察口诀中，十九个理论提示点的创伤、弗洛伊德三个焦虑中的恐惧进行）。也就是说，理性的意识层面是来访者赢了，但是潜意识中却因被不断骚扰恐吓而形成了恐惧体验的记忆，意识和潜意识体验基本上是反的。而问题是，我们

人的喜怒哀乐情绪基本上是被潜意识所控制的。当这种对环境的恐惧感不能及时疏解的时候，它会泛化。创伤的恐惧体验记忆会长期存在并寻找释放机会，因为它也是具有能量的。从开始对欠钱人和地痞、流氓的恐惧，泛化到对环境的恐惧。或者说，对坐电梯、坐飞机、进山洞的恐惧，是由欠钱人的恐吓言行形成的恐惧记忆转移投射而来的，当然这个过程是在无意识中发生的。而当自己不能够理性地用“我打赢了官司是胜利，应该更有安全感的”思维疏解潜意识的恐惧的时候，也就是意识和潜意识未统一的时候，这种恐惧就会一直存在，甚至泛化到各个方面。又因为近些年来访者被官司搞得精疲力尽，消耗了大量的心理能量，所以自我效能感低。常常按照想象确认现实而不是实际，使得情况不能自然而然地恢复，然后就有了现在的状态。

咨询人是医生，理解力非常好，完全认同咨询师的诠释。

（四）疏导文的技术运用

咨询师和咨询人经过讨论，现场总结了如下的疏导文：我的官司赢了，但是潜意识却感受到了恐惧并泛化了。让我感觉到生活很可怕，坐飞机、坐电梯、进山洞害怕是最初恐惧的泛化。其实这是一种潜意识的误解，因为事实是我打赢了官司拿回了钱。这种胜利应该让我的潜意识感觉到安全，因为人世间的事，没有轻而易举就成功的，更不要说寻回百八十万的钱。所以，要回来这么多钱，有些曲折也正常。我现在确认，我要钱的官司是胜利的，胜利就不应该有恐惧，应该有安全感。所以应该把要钱被骚扰的恐惧理性化意识化。我要修通意识和潜意识一致的感受，我是经历骚扰的胜利者！我应该为自己的能力而自信。国有国法，又有强大的公安系统去执法，我不需要害怕他们了。

现场咨询人分三次共读了十遍疏导文，中间每次都会分享自己的安全感觉又有提升。直到最后，他主动说，建平老师，我现在有胆量去坐来的时候那个令我恐惧的电梯了！我想去坐给你和大家看看！在多名听课同学和我的见证下，他基本正常、不带恐惧地进了电梯，并兴奋地不停地描述着自己来的时候，如何恐惧得需要拉住别人的胳膊、闭上眼睛进电梯的过程。来访者在整个过程中表现得轻松、愉悦。

（五）咨询回访

咨询人自己认为在现场解决了70%以上的恐惧。以后在当地医院由精神科医生（现场听课者），按照商量好的咨询思路，又有过两次咨询以巩固效果，基本回到了正常生活状态，未有恐惧症状复发情况出现。

八、做爱后经常哭闹的模特（共5次）

（一）基本情况

H某，女，25岁，职业模特，大专学历，已婚。丈夫35岁，生物医药海归学者，事业有成。女方求助问题是性生活不能满足，性生活后经常哭闹。因此，夫妻之间经常为此争吵。因为丈夫有自己的科学依据：从过程、勃起的状态、持续的时间，丈夫都认为自己在男人中是优秀的。尽管如此，性生活后女方常常要攻击男方不行，不像个男人，并对伴侣说："你这方面不行，平时就要多积极地表现以弥补不足。"丈夫不认可这个逻辑，认为自己做得很好了，不需要检讨自己并弥补什么。理性看，双方对对方各方面都很满意，所以提到离婚就都痛苦不堪。而这样过下去，日子又过不好，很无奈，所以经人介绍来咨询。

（二）专业设置

付费，面询。经过访谈了解到，不满的主要是女方，所以咨询先从女方开始。

（三）咨询过程

1. 按照四步法，先设置、建关系、要评估、四个问（是什么、为什么、会怎样、怎么办）进行，共咨询五次，解决了问题。

（1）四步法前三个内容按照常规进行。评估部分确认女方认知、现实检验能力正常，自我功能正常，个人和家庭未有重大精神疾病史。

（2）四个问。“是什么”的概念化评估：根据精分快疗的十九个洞察概念化理论提示点，在充分了解了做爱的过程属于正常偏好的水平后（咨询师在海外生活的时候，进行过性心理知识的学习），考虑性生活后的哭闹可能与创伤和攻击性的防御有关（依据洞察口诀提示逐个对应思考的结果）。

（3）“为什么”的主诉及诠释：在咨询的第三次了解了基本情况后（前两次访谈由夫妻双方共同陈述和个别文字信息描写相结合），咨询师试着与女方讨论原生家庭的负性记忆（精分快疗操作口诀的“人格现实知在先”，寻找容易回忆回想起来的成长经历：现实冲突及创伤）。咨询人主诉，她生长在南方一个中等城市，父母过去都在国营单位上班，父亲受过高等教育，母亲是中专毕业。后父亲下海经商，生意做得风生水起，家庭先富裕了起来。本来在幼儿园非常有自尊的自己，后来却频繁地受到刺激。因为父亲经常以有应酬为由晚回来，后来变成经常不回家。母亲因为家里有了钱早已经内退不上班了，天天做好饭等着父亲，但父亲总是让她失望，打电话父亲也常常不接。无奈中，失落的妈妈只好带着自己吃晚饭，她常常偷偷流泪。那时候自己还没有上学。后来母亲也开始喝酒，父亲回来的次数越来越少，一回来两个人就吵闹、打架。母亲就常常喝得酩酊大醉后开始摔家里的东西，想起来让自己现在还很害怕，心有余悸。记得妈妈经常边哭边说“男人没有好东西”，“一有钱一成功就在外面养小三”之类的话。

2. 咨询师与咨询人的讨论解读诠释。

（1）幼年家庭的情况，特别是妈妈说的，男人一有成绩，一优秀就会去找小三，这种情绪性的语言，在那种情绪性渲染的氛围中，让自己的潜意识深深地记住了这种“经验组织模式”（根据口诀中经验提示，源自本书陈述的主体间性理论），所以，当自己面对一个非常优秀的海归人才、创业开始有了成绩的丈夫时，会产生移情反应（根据洞察口诀移情提示），好像在无意识地提醒自己，我父亲成功了就养了小三，妈妈说男人一优秀就会去养小三，那么，我现在的丈夫已经开始优秀了，他也有这种风险了，虽然我还没有发现，但是，他可能也会这样，或者是非常危险。因为是妈妈曾经的体验和经常说的，“男人一优秀就找小三”已经是自己潜意识中幼年记忆的一种经验组织模式、思维方式。同时自己并没有意识到它的作用。

（2）当潜意识中的这种“经验组织模式”在无意识中做功的时候，自己会不自觉地产生危机感。有了这种潜意识中的危机，潜意识必然会启动防御。那么如何防止丈夫已经优秀了但不找小三？只能攻击、打压他！（根据洞察口诀弗洛伊德的死本能攻击性理论提示）经常提醒他：“你有毛病，并不优秀！连性生活都不能让老婆满意，你，何谈优秀?!你还有资格去找小三吗?!”这种按照潜意识的、非理性的防御逻辑是：我找到你的一个致命问题并经常提醒你，你就算不上优秀了，也就没有资格去找小三了。那么我呢，也就因此而避免了父亲和母亲的悲剧重演。

咨询师继续解读：所以，你会在平时找不到丈夫大问题的情况下，每次做爱后，无意识地找到一个标准模糊、只能自己说了算的问题来攻击打压丈夫。当然，这是一种自我无意识的防御，是期待用攻击来化解他的出轨风险。更深层的意义是你对你的丈夫非常满意（精分快疗操作口诀的积极赋意是关键理念），你非常爱他，不想离开他。

要强调的是这种从创伤性的经验记忆到启动攻击的防御都是潜意识层面的，也就是咨询人意识不到的。

咨询人在讨论中听了咨询师的诠释后，从开始看着咨询师发愣、感觉难以置信，到慢慢流下眼泪，然后哭出了声音。

等在咨询室外的丈夫不知道是什么情况，敲了敲门就进到了咨询室，她直接跑过去抱住了丈夫，哭得更凶了。

在过了一周的第四次咨询中，女方表示已经没了做爱后的挑剔哭闹，咨询师和女方进一步消化、讨论了上次咨询的内容。第五次咨询，和双方进一步讨论了如何有效沟通的问题。夫妻俩感觉现在生活过得挺好的。

（四）疏导文的运用

经过和咨询人讨论，为了推进强化咨询效果，形成了下面的疏导文内容：我对他的挑剔是攻击，其潜意识动机是成功了必然会找小三的经验模式。这是我原生家庭留下的恐惧记忆造成的。现实中的夫妻关系，只有正向地去维护才能走得更远。我要觉察攻击的动机，有意识地用理性积极的言行去疏解恐惧。我也不要杞人忧天地为没有发生的事发愁，因为它只能破坏我们的关系。我爱他，我要觉察攻击，用利他言行积极维护爱的关系。

（五）咨询回访

一年后，咨询师询问了一下情况。男方表示咨询的问题没有了，只是偶尔会感觉老婆脾气不好，需要哄着。日子过得正常。

九、总感觉有人要害自己的男孩（共3次）

（一）基本情况

Z某，男，初三，南方人，瘦弱型，气质敏感。学习优秀，没有大压力。无重大疾病史，长辈及自己无精神疾病史。近两年总感觉害怕，常常看到男的就感觉对方要害自己。在所在的城市精卫中心看过病，一直服药。症状有减轻，但未消除，减药停药就会复发。其他社会功能基本正常。考虑与心理因素有关，经精神科医生转介来咨询。

（二）咨询设置

专业设置，付费，采用网络视频形式。咨询目标设定为配合就医过程，释放缓解焦虑，降低恐惧情绪，改善自我功能。第一次咨询后被害妄想症状下降了80%，三次咨询后症状消失。

（三）咨询过程

1. 访谈调查及主诉

根据精分快疗的“现实冲突知在先”的理念，访谈首先是寻找与出现症状相关的应激事件。咨询人主诉，这两年家里变化最大的就是有了妹妹，她可是爸爸的心头肉。原来在家里自己是被关注的中心，有了妹妹可欣以后一切就都变了。父母，特别是爸爸把全部的呵护关爱都给了妹妹，而爸爸又是家里的顶梁柱，赚钱的人。他几乎天天和妹妹说，“你可是爸爸的小‘可心’小宝贝啊！爸爸天天上班都想着我闺女。”对自己的态度，可以用180度大转弯来形容。呵护关爱比以前少了，自己有时候不自觉地会像以前一样提出这样那样的要求来，常常会遭到不耐烦的回应：“你都这么大了！怎么还这么多事？自己不会照顾好自己吗？”自己反抗过，他们也不在意。继续像捡到宝贝一样关注、喜欢妹妹，感觉自己越来越像个多余的外人。咨询师问，是不是在有了妹妹以后，自己开始有了在外面害怕的症状？咨询人回忆了一下，说：“是，就是有了妹妹以后我也开始感觉病了。”这时候，咨询师心中的概念化假设基本形成了：被抛弃感的现实冲突诱发的现实病症。

2. 精分快疗四步法的修通运用

（1）四步法前三步：案例的专业设置，建立关系，自我功能、自知力、重大疾病及可利用资源评估，均按照通行的咨询技术规范进行。

（2）四步法第四部分四个问（是什么、为什么、会怎样、怎么办）的操作过程如下。

①“是什么”的描述性洞察概念化评估。被忽视、抛弃的创伤诱发的精神病性被迫害妄想症症状（依据精分快疗洞察口诀的十九个理论提示点一一对应思考。找到了安全依恋、分离个体化、创伤三个点可以解释其病症）。

②“为什么”的洞察概念化诠释。咨询师诠释概念化的总结内容：你是一个幼年以自己为中心长大的孩子，无意识和意识都会体验到自己是被爱和照顾的中心。它已经成为一种经验组织模式，也可以称为思维方式了（口诀提示的主体间性理论：经验）。自己在这种环境中会有安全依恋的体验并享受其中，它是植根于深层心理潜意识中的。当有了妹妹之后，父母亲，特别是父亲对妹妹的关心呵护和对自己的忽视，甚至经常有不耐烦的责怪数落，让自己一下子体验到了和以前完全不一样甚至是相反的，被不喜欢、被抛弃的感受。自己也特别嫉妒妹妹，有时候恨死她了。这时候自己的安全依恋被打破，安全感受到了破坏。因此，自己的应激反应模式也变得脆弱，感觉到自己的弱小无力。当没有了大人的心理支撑，感觉处处不安全，所以会以过度防备（防御）的形式

来保护可怜弱小又无助的自己。处处提防有人会害自己，就是这种安全感被破坏后的过度补偿性防备（防御）反应。无意识地想，我已经没了父母的依靠，要处处防止坏人害我。

注：以上诠释是在和咨询人讨论过程中形成的。咨询人能够理解其意思，没有严重不同意的地方。

③“怎么办”的修通过程：咨询师在以上铺垫的基础上，约了父母与孩子，在专业设置的前提下，共同视频咨询讨论。首先咨询师会引导访谈的走向，启发咨询人的父亲回忆有了女儿后对女儿非常好，对儿子忽视和数落的回忆。父亲开始表示，自己仍然像以前一样爱儿子。这时候儿子出来指着父亲说：“不是！你根本就不是这样对我的……”然后，咨询师在强调了说什么父亲都会认真接纳思考的铺垫下，咨询人与父母，主要是和父亲对质争吵了近十五分钟，后来父亲流着眼泪说：“儿子，真的是误会我们了！我们怎么会不想要你了呢?！真的没想到儿子会有这样的想法。”在父母和孩子比较充分地讨论了相关问题后，咨询师开始引导修通重建安全依恋、现实的安全感。咨询师充分肯定了双方的坦诚沟通，特别肯定了咨询人敢说真话的态度后，咨询师开始使用自我披露技术，说：“我也是一个父亲，平时对孩子既有表扬也有过批评数落。也就是说，我是一个有心理学专业知识的人，但是我做得既有可以肯定的部分，也有做得不好的地方。但平心而论，我内心深深地爱着自己的孩子，甚至我可以为了他去死！这是真的！”这时候咨询人用恍惚的眼神看着我，我和他对视着，重复了三次上面的话。他的眼神终于由恍惚变得温暖而又充满了期待。我迅速抓住这个修通的时机转向父亲问：“我可以做到为孩子去死，孩子相信我。父亲呢?”他迅速地回答道：“我也可以！”儿子迅速地反对道：“你做不到！你现在根本不拿我当儿子了，怎么可能会为我去死?”父亲一下子哭了，哭出了声

音，带着委屈、悲伤，吭吭哧哧、磕磕绊绊地说："儿子，爸说的是真心话！爸向你保证！以前是我们的疏忽给你造成了伤害，对不起……"这时候儿子的态度开始软了下来。咨询师抓住机会又引入了一个新的修通理论点（洞察口诀中的心位概念——源于梅兰妮·克莱因）说："有一位心理学开宗立派的，研究亲子关系的大家梅兰妮·克莱因。她认为孩子在小的时候会表现出心态的不成熟，具体表现是'如果感觉到父母对我好，他们就是好父母；而感觉到不好，他们又变成了坏父母。'结论是两极分化的，这是一种婴儿式的幼稚思维。随着自己的长大，大脑的思维也开始慢慢变得能够用同理心去理解父母，既能体验父母的不好，也同时能够想到父母也对我好过，把好与不好整合去思考。这种心态是人格成熟的表现。即慢慢进入了梅兰妮·克莱因理论描述的成熟的心态-抑郁心位。具体说，如果父母让我不开心了，我会有些不高兴、失望、郁闷，感觉到抑郁，这时候当我又能够用同理心想起来父母对我好的时候，心态心位就没有那么极端和幼稚了。会认为，父母应该是有缺点、错误的好父母，因为，毕竟他们对我好的时候多，他们的内心是爱我的。"这时候我问咨询人，想想，你的父母是哪一种？他回答，他们应该是有缺点问题的好父母！我迅速地镜影回答道："这说明你的心态、人格也在成长，开始进入成熟的思维心位了！"经过充分的沟通理解，咨询师借着这个时机建议他们在家里站起来，由父亲和母亲向儿子承认错误，保证以后像有妹妹以前一样关心他。仪式顺利地完成，一家三口含着泪水抱在了一起。这是第二次咨询。

第二次咨询三天以后，父亲向咨询师反映，在服药等其他条件未改变的情况下，孩子的被害妄想症状几乎没有了。

第三次咨询对第二次咨询的内容做了进一步的讨论巩固。方向内容未变。

三四个月后，父亲向咨询师反映，咨询人现在挺正常的。

④对咨询人病症的发展评估：如果未经心理咨询的干预，咨询人的现实安全依恋不能及时修复，可能会留在习惯性的防御方式中，恐惧感有可能进一步泛化。另一种可能，若干年后，咨询人因为种种原因建立了充盈的自体感、自尊，自恋和安全感，被破坏诱发的症状会自然而然地减少。如不进行心理咨询干预，前者很可能是近些年的状态。

（四）疏导文技术运用

经过讨论形成了如下的疏导文：因为妹妹小，我父母关注她多而忽视了我，但是他们内心是爱我的。他们已经意识到自己的问题并决心改正。我相信他们会像我小时候一样爱我，只是形式有不同。因为我已经长大了。我遇到什么困难危险他们都会坚定地、义无反顾地和我在一起。所以我不需要担心他们会抛弃我。我也知道他们是带着问题的好父母，要理解他们的不足、疏忽和力所不能及。我，什么都不需要害怕了！我什么都不怕了！

（五）咨询回访

来访者共咨询了三次，被迫害妄想症状完全消失。在医生的指导下，所服用的药物在三个月后全部停服。到 2022 年 5 月，该案例已经六年，咨询人情况正常。咨询后又有过与中考的相关问题咨询，状态良好，进入了重点高中。

十、见了男同事失控笑的美女老师

（一）基本情况

L某，女，北京某高中音乐老师。已婚，育有一子。先生是生意人。咨询人找到咨询师，是因为咨询师在微博上做心理学科普，以及参加央视心理访谈节目对可以公开的案例更详细的分析分享，从网络上认识了咨询师。2013 年某天晚上 10 点多，咨询人突然要求紧急咨询，原因是自己明天上不了班了！因为，自己如果上班，见到同学校的两个男老师的任何一个，都会控制不住地笑，笑得让别人尴尬，自己也感觉过分，但就是控制不住，严重影响了正常的工作。咨询师开始的反应是会不会是精神有问题？但是从咨询人逻辑性很好的描述来看感觉又不像。应咨询人的要求，当晚进行了紧急咨询，咨询目标是讨论明天如何能够正常上班工作。

（二）咨询设置

专业设置，网络语音咨询，付费，因为是紧急求助会加收正常咨询费的 50%。

（三）咨询过程

1. 访谈及主诉

咨询人家境优越，长得很漂亮，自幼学习音乐舞蹈。自诉原来十分时尚，被中学、大学和周围的好多男性追求。追自己的人很多，也有不少风流韵事，并以此为荣、为乐。当时感觉良好，享受其中，不想早定终身而被婚姻限制了自由。随着年龄过了三十岁，在父母的催促下，又有个条件不错的男性在不断地追求自己，所以最后下决心结婚了。婚后很快有了孩子，来访者自己说，一个艺术美女变成了一个阿姨，天天照顾孩子，喂奶、洗衣服、做饭、哄孩子玩儿，忙得不亦乐乎。一晃，孩子上了小学，学习也不错，不让自己操心，自己也早回到了工作中。好像终于从当阿姨的事务中解脱了一些。闲下来的时候，常常看着自己过去的照片发出感叹，自己怎么从一个跳芭蕾、弹钢琴的艺术美女变成了家庭妇女了？可是，看看周围，谁不是这样过的？想想，不甘心、又甘心，因为差不多人人都是这样的。在学校自己是音乐老师，前些年忙得焦头烂额的，顾不上和同事们多交流。随着孩子大了，让自己有了闲心，就开始和同事们聊得多了。自己说，当然，年轻的帅哥老师是自己最喜欢聊的对象。因为和他们交流，让自己感觉兴奋、欣慰。在几十个老师中，特别中意的有两个男老师，一个是体育老师，看着他那满身的肌肉就心情愉悦。还有一个是语文老师，聊起唐诗宋词常常带着吟诵，让自己陶醉。私下单独聊的时候自己偶尔会“故伎重演”的施展一下自己的魅力，抛个媚眼，暗示对方为什么不约自己吃饭。自己说是逗着玩儿。就这样，慢慢地两个老师开始分别私下约自己，下班后找个方便的地方“坐坐聊聊”。自己会拒绝他们的约会邀请，因为自己明白自己是有老公有孩子的人了，这样做不好。后来体育老师有些真的动了感情，经常要约会，而且还写了带有刺激性的私信，说一定会让自己满足。语文老师经常写情诗给自己，幻想着二人相处的时光。两个年轻的帅哥都拜倒在自己的石榴裙下了！但是，自己坚持不私下单独去约会，只是表面上开开玩笑而已。这样的情况持续了差不多两个月。而后就出现了自己只要见到他们的任何一个人，就会开始大笑，不管有没有其他人在场。笑得总会让对方脸红，自己也觉得尴尬。但是，还是会控制不住地笑。直到最近两天，见了他们以后，笑得不成体统了。学校的其他老师也感觉到了不对劲，两个男老师也开始害怕见到自己。而自己仍然是只要上班见到了他们任何一个，都会哈哈大笑不停。已经没法上班了！

2. 洞察概念化讨论

根据精分快疗四步法，咨询中对专业设置、建立关系、评估通行的技术都进行了专业性的工作后，开始“四个问”的内容工作。

访谈中，本着主体间相互尊重共情的原则，咨询师引导性地和咨询人进行了以下方面的讨论。

（1）“是什么”，她的笑意味什么。从弗洛伊德理论视角进行诠释：生本能性驱力的生命力依然旺盛，是对衰老的否定。是潜意识对失去魅力的否定，对自己依然风韵犹存的肯定。亦是科胡特自体心理学视角：客体对自恋的良好镜影，是自恋自尊的有效肯定。

（2）“为什么”的洞察概念化：根据精分快疗口诀，咨询师会从现实事件造成的现实冲突去洞察概念化，所以咨询师做了以下的诠释。弗洛伊德的经典精神分析认为人有两个基本的本能：生本能和死本能。生本能意味着生命力向上的成长成熟部分，核心是性动力。死本能意味着衰老、凋谢，向死亡靠近。两者是此消彼长的关系，也是贯穿人生始终的基本内心冲突。对于女性，特别是原来因为性魅力有众多追求者和愉悦、自恋体验的人来说，这种内心深处的强化记忆是非常深刻的。既有颜值也有内涵的人也是如此，艺术类型的人更容易记忆深刻，成为日后的期待动机。他们更容易期待从颜值的性魅力中获得自恋和自尊。

随着结婚生子，自己从一个青春性吸引力受到推崇的艺术型女孩，开始向一个相夫教子的妈妈角色转变。这时候，原来自恋的支撑部分没有跟着融入新的内涵。或者说还自恋在具有性魅力艺术型女孩的位置，而这个位置的能量一定会下降很多。也就是说，如果自恋自尊的主要支撑还是具有性魅力的艺术型女孩的内涵，它毫无疑问受到了威胁。我还像以前一样那么被人喜欢吗？人际关系中我还有资格自恋吗？我还能在人群中那么有自尊地成为关注中心吗？按照弗洛伊德性动力的理论，对于我到底还有没有性吸引力这个问题，自己心里没数了，因为我已经是人家的老婆，孩子的妈妈了，像一个阿姨了。潜意识会这样冲突：“我感觉我好像依然还挺有魅力的？有还是没有了?! 不行，我要试一试我到底还有没有性魅力。”这个非理性的试就是不停地向两个年轻男老师发出诱惑信号的潜意识动机。也是过去性魅力经验组织模式的再现（洞察口诀提示的主体间性理论：经验）。

经过讨论，咨询人认同上面部分，毕竟一个受过高等教育的音乐老师的理解力是非常好的。阻抗也少，因为她也感觉这事儿挺怪的，想知道是为什么。

咨询师继续诠释：那么两个年轻有魅力的男老师都被你迷倒了，上钩了，想私下和你约会了，说明了什么？说明你无意识地发出我是否已经衰老，怀疑自己没有性魅力的试探得到了正向的肯定（性驱力是弗洛伊德理论视角，人向上的、成长生命力的核心动力）。我依然魅力犹存，依然和年轻时候差不多，诱惑一个成功一个，而且都是高素质的老师！当潜意识的试探动机被最期待的形式回应后，这种无意识的愉悦感是非常强烈的，带着性驱力被肯定的胜利喜悦，甚至是欣喜，自恋自尊也得到了极大的满足，特别是潜意识层面的满足。所以，每当你见到被你成功诱惑男老师的时候，就会无意识地、不自觉地激活这种非常强烈的胜利喜悦感。因此，就有了控制不住的笑，大笑。像人的喜怒哀乐被潜意识控制一样，笑的动力是潜意识的，也是自己不能觉察到的。是我没变老的笑，是魅力犹存的笑，是我的性动力依然具有非常好的性吸引力的笑，是我依然有自恋自尊资格欣慰的笑，也是我曾经陶醉于男欢女爱的愉悦、重新回忆那种愉悦体验的笑。

听到这，咨询人说：“我脸红了，可能是，可能是这样的。”

咨询人问，“那我诱惑人家成功了，为什么又不去实施进一步的约会行动呢？”

咨询师解释，这是你人格中的超我和自我两部分起了作用（根据洞察口诀“三我”提示部分）。因为，超我代表道德良心。你已经有了丈夫，夫妻关系又挺好的，婚内出轨会给你带来道德的压力感。人格的本我具有欲望的同时，自我部分又具有社会适应的功能。自我会提醒你，我已经是孩子的妈妈，是他的老婆，是一名优秀的音乐老师。我所作所为的后果是我必须要考虑清楚的，真的去赴约，是会有焦虑和恐惧的，也会带来社会适应性的麻烦。这是自我功能理性化意识化的提醒，是自我功能效能感好的表现。同时，可能你的禁欲防御机制也发挥了作用。

两个小时的讨论让咨询人基本上明白了自己控制不住笑的潜意识动机是什么。咨询师告诉咨询人，按照精神分析的理论，经过讨论意识化以后，动力会下降甚至会消失。也就是这个笑，会可控甚至是消失。

第二天咨询人上班了。见到了两位男老师虽然心里还有一丝兴奋感觉，但是笑可以基本控制住了，但好像有些尴尬。心想："我要转变角色，不需要再继续这种生本能的性动力水平测试了。我的自恋支撑应该是一个好妻子、好妈妈、好老师。"

第二次、第三次咨询基本上围绕着第一次的内容反复地讨论。三次咨询后，咨询人完全恢复了常态。咨询师与她讨论了疏导文的内容，以便让新的心理支撑能够维持其自恋自尊（口诀提示的自恋-自体心理学内容），强化咨询效果，防止因为自恋受损再次出现变形的防御问题。

（四）疏导文的内容

我是因为无意识地恐惧变老，失去原来的性魅力而诱惑他人做实验，以确认自己的状态。两位男老师的回应让自己的性驱力和自恋得到了极大的满足，所以出现了潜意识驱动的情不自禁的发笑。我已经是一个好太太，优秀的教师，孩子的好母亲。这些都是我人生新的自恋自尊支撑。我应该从年轻时候性吸引力的自我认同中转移过来，用新的内涵支撑认同自己。这也是人生从自恋与欲望的满足到利他的升华，是我人生中更高层次的精神需求和自恋的成长。我知道，我现在成长了。不需要让原始的性需求再来干扰我的自恋自尊了。

（五）咨询后回访

咨询人咨询后症状减轻，工作生活基本正常。咨询师建议咨询人进一步咨询讨论深层的问题，巩固效果，以消除复发隐患。

第六章

精分快疗与长程心理动力学咨询联结的理论提示

本章谈一谈从中短程精神分析快速疗法的心理咨询治疗，如何转到长程的精神分析或心理动力学咨询治疗。从取向上讲，精分快疗的理念取向也适合长程心理动力学咨询的应用，只是要结合长程的特点，注意一些长程特有的问题。如，治疗同盟、移情反移情、阻抗、诠释机会把握等。本章中精选了葛林·嘉宝的《长程心理动力学心理治疗》的精华内容，配以笔者的诠释理解。

葛林·嘉宝在书中（特指《长程心理动力学心理治疗》一书，下同）讲道“如果短程的心理治疗或特定的药物治疗，能够成功地治疗患者的问题，而且如果患者对深入理解自己不感兴趣，那么长程心理动力学治疗也许不合适”①。反过来说，如果在药物、短程的动力学治疗不能够解决问题，或者咨询人有深入探讨自己问题的愿望时，长程心理动力学治疗（精神分析）就变成了一种选择。这一章我们会在精分快疗阐述的短程精神分析精华技术理论基础上，对长程心理动力学的精华理论做一个提示性阐述，以便于精神分析取向心理咨询的短程和长程进

① 葛林·嘉宝. 长程心理动力学心理治疗：基础读本：2 版［M］. 徐勇，任洁，吴艳茹，等译. 北京：中国轻工业出版社，2017：49.

行有机的转换。

一、长程心理动力学咨询治疗的定义①

长程心理动力学心理咨询治疗可以定义为，认真地选择时机，聚焦于对移情和阻抗进行慎重的解释，关注咨询治疗师如何与咨询人互动产生的影响，并保持敏锐的把握的一种咨询治疗。它涉及的概念有：阻抗、治疗联盟、移情与反移情、诠释、共情、涵容、潜意识的意义等。前三个在长程咨询治疗中作用显得更为突出。

长程咨询治疗时间是24次以上（时间定义并不统一）。

二、长程心理动力学咨询治疗的理论支撑

长程咨询治疗的理论模式来自经典、自我心理学的潜意识冲突理论，以及客体关系理论、依恋理论、自体心理学理论。其主要概念有以下几点。

（1）许多精神生活是潜意识的。

（2）遗传因素与童年经验共同塑造了成年人。

（3）咨询人对咨询治疗师的移情是理解咨询人的主要途径。

（4）咨询治疗师的反移情对理解咨询人有重要价值。

（5）长程中，咨询人对咨询治疗深入的阻抗是咨询治疗的重点。

（6）来访者的言行有多种功能，且常常是由潜意识力量所决定的。

（7）精神分析师或心理动力学治疗师，能帮助咨询人获得真实感。

评述：目前国际上总体的长程心理动力学心理咨询治疗理论的基础

---

① 葛林·嘉宝. 长程心理动力学心理治疗：基础读本：2版［M］. 徐勇，任洁，吴艳茹，等译. 北京：中国轻工业出版社，2017：28.

研究发展得比较慢，但现状是令人鼓舞的。

三、长程心理动力学咨询治疗核心概念①

（1）移情：当咨询人童年关系模式在当前与咨询治疗师的关系中得到重复时，我们可以在咨访关系中观察到移情的概念。咨询人在关系的记忆中，过去的一个人物的特征被赋予到了咨询治疗师身上。与这个人物有关的情感也以相同的方式在和咨询治疗师的关系中被体验。

实际上，所有当代的关于移情的观点都同意：咨询人对咨询治疗师的感知是咨询治疗师的现实特征和咨询人过去人物记忆部分的混合。实际上，是旧和新的关系的结合。

（2）反移情：反移情是咨询治疗师潜意识地把咨询人体验为他过去的某个人。同时，咨询人也把他体验为自己过去的某个人。因此，咨询治疗师的反移情与患者的移情类似。这是弗洛伊德的观点。

现代心理学的反移情已经扩展为更宽泛的观点，即把咨询治疗师对咨询人所有的情绪反应都看作反移情。

反移情现在被看作一种主要的咨询治疗和诊断工具。

（3）阻抗：动力学治疗的一个基本原则就是咨询人对改变很矛盾。在困境中通过多年运用特定的防御机制，让痛苦的情感已远离自己。他们的内心已经取得了平衡。但是因为他们应对外界适应性的不灵活、刻板，带来了新的痛苦又需要调整。所以进入咨询治疗后威胁到了以前的平衡，这是一种矛盾。因此，咨询人会潜意识地反抗咨询治疗师去打破原来的平衡，以及导致内省和成长变化的努力。

---

① 葛林·嘉宝. 长程心理动力学心理治疗：基础读本：2 版［M］. 徐勇，任洁，吴艳茹，等译. 北京：中国轻工业出版社，2017：5-23.

注意，阻抗与防御的区别：阻抗可以看见，比如说咨询人不来了，迟到了，套近乎。而防御主要是潜意识的，不容易看见。

（4）精神决定论：它是指我们现实生活中的应对方式，受到我们潜意识中与他人的关系记忆的影响。

同时遗传的、生物学的、创伤的以及社会因素也会影响现实行为。

（5）不易觉察性：心理动力学思考的一个原则是，人们并不是很了解自己，因为种种冲突、限制、焦虑及防御，我们倾向于把它们隐藏起来（压抑）。而心理动力学咨询治疗师的任务之一就是寻找咨询人真实的自我。

四、长程心理动力学的一些咨询治疗目标①

（1）化解冲突：自我心理学家把冲突和症状理解为妥协形成的结果。动力学心理咨询治疗的目标之一是探索潜意识中冲突的本质，并解决由此产生的症状。这也是精分快疗的核心咨询目标，只是它更强调疏解浅层的，容易回忆起来的内心冲突。

（2）自我认同：一些动力学心理咨询治疗师把咨询治疗的目标定为重新认识自我。咨询治疗师会引导咨询人不断地审视自己。去知道他们是谁，而不是他们想成为谁。

（3）更好地理解自身内在的客体关系以改善现实人际关系：客体关系取向的咨询治疗师认为咨询治疗的主要目标，是理解个人内在自体和客体的表征（内在客体关系），以及它们是如何影响现实人际关系的。其中的一部分是帮助他们重新整合他们不断地投射到别人身上的，

---

① 葛林·嘉宝. 长程心理动力学心理治疗：基础读本：2 版［M］. 徐勇，任洁，吴艳茹，等译. 北京：中国轻工业出版社，2017：117-121.

自己的那部分焦虑、恐惧等。

（4）提升寻找自体客体的能力：从自体心理学的角度来看，科胡特认为，我们永远不会因为成熟而不再需要来自他人的具有特定心理功能的回应，如积极回应的镜影、认可、肯定以及理想化榜样目标和另我的移情。科胡特认为，自体客体功能如同空气中的氧气，是我们赖以生存的必需品。精神分析取向咨询治疗的目标是帮助咨询人从不成熟或者不恰当的运用自体客体的方式转为更成熟和正确的方式。①

（5）促进心智化：它主要由自我反省能力、理解他人的能力、共情能力组成。对于经历早期创伤或忽视，而使得心智化功能受损的咨询人，提高他们的反省功能是咨询治疗的另一个目标。该目标希望咨询人有能力，在自己记忆中客体的表征（记忆的客体意象）和现实客体的表征（对现实客体的意象）间做出区分。此外，还应该有能力去感受另一个人的内心世界，并意识到他亦是主体，会与自己不同。心智化能力的提高，使得咨询人有能力认识到自己的言行，与自己内在的感觉、信念、冲突以及动机相关。

（6）辩证地重新创造意义去化解内心冲突创伤：如今的心理动力咨询治疗师不大可能去寻求过去经历事件的所谓“正确解释”。取而代之的是咨访双方在心理咨询治疗的过程中，利用辩证的张力去共同创造意义，去探索发现由来已久潜意识的内容。这个目标的结果是自我对过去难以理解、还没有意识到的意义有了更深刻的理解，从而化解了内心冲突和创伤。从这个意义上看，这个目标是潜意识意识化的一种变形。

需要强调的是，过分强调对目标的追求可能会导致咨询人反抗，他们会认为这是咨询治疗师为他们设定的计划。更糟糕的可能是，过于执

① 彼得·莱塞姆. 自体心理学导论［M］. 王静华，译. 北京：中国轻工业出版社，2018：35.

着于达成某些特定目标的咨询治疗师，会促成咨询人假性自我的顺从，他们会为了讨好咨询治疗师而声称自己发生了变化，即“逃入健康”。因此，需要允许他们在相当长的时间里，在咨询治疗中没有目的或没有目标。

五、分析技术与支持技术的选择及产生效果的机理

分析技术及支持技术选择的研究。美国心理学家、精神分析学家、哈佛医学院的讲师、总统自由勋章获得者卡尔·梅宁格（Karl Augustus Menninger，1893—1990）在1986年的研究显示①，他对42位患者进行了长达30年的研究，他发现在一些疗效好的案例中，治疗师修正了他们治疗的方法，由高表达性（揭露分析）的模式转变为更加支持性的策略（鼓励、赞美、发现优点长处成功体验、提建议、教方法、引导防御机制的适应性提高、帮助提升现实检验力及困境处理、挖掘潜力）。他指出，过去表达性的分析领悟经常被理想化了，支持性治疗产生的心理结构化改变的持久性，与高表达性或探索性的分析性治疗效果相当。

咨询人在人格结构水平上的评估，对决定咨询治疗方法的选择是非常重要的。精神分析师从一个非常具有探索分析性（表达揭露性）的技术，到支持性（或克制性）技术的连续谱上调整他们的方法，以适应咨询人的需要。病理水平较低的神经症性结构水平，预示非常适合做高度分析探索的心理动力学咨询治疗，而边缘性结构通常需要咨询治疗师提供支持和心理教育性的干预，以提高反省功能，即心智化水平。支

---

① 葛林·嘉宝. 长程心理动力学心理治疗：基础读本：2版［M］. 徐勇，任洁，吴艳茹，等译. 北京：中国轻工业出版社，2017：102.

持咨询人自我有缺陷的领域，帮助整合他们对自己和他人的极端看法。在决定他们是否适合高度分析探索性或表达性的心理咨询治疗时，另外几个特征也能预测他们是否具有良好的使用分析探索性咨询治疗的能力①：①强烈地想了解自己的动机；②现实明显的痛苦；③良好的挫折承受力；④根据类比和隐喻进行思考的领悟能力。

美国心理学家、耶鲁大学教授西德尼·布拉特（Sidney Blatt）在1992年对卡尔·梅宁格的这组咨询人进行了进一步的深入研究后发现，他们的精神病理不同，心理咨询治疗的方法也必定有所不同。他把这些咨询人分成两组：①内摄病理型。他们更理性，更关心自我概念的发展和维系，如自我功能。他们把亲密关系视为次要的或无关紧要的。他们更倾向于使用理智化、反向形成和合理化等防御机制。②依赖病理型。相比于自我的发展，他们更关心客体关系问题。他们会使用回避性的防御，如否认，抵赖，置换和压抑。

研究显示内摄型组咨询人似乎通过领悟和解释获得了较多的改善。依赖型组通过解释获得领悟的效果似乎不太好。而他们从治疗关系本身中获益颇多。

咨询治疗师必须要记住，许多咨询人可能同时具备这两种特点，同时从关系和领悟中获益。在许多案例中，咨询人感受到自我掌控感和自主感的增强，同时与他人建立亲密关系的能力增加。

将关系中发生的解释和互动考虑在内的咨询治疗作用的称为整合模式，又称为重复性互动结构。这种模式中通过认识、理解和体验治疗中两人关系的重复性互动模式而产生治疗作用。

---

① 葛林·嘉宝. 长程心理动力学心理治疗：基础读本：2版［M］. 徐勇，任洁，吴艳茹，等译. 北京：中国轻工业出版社，2017：122.

六、促成咨询治疗效果的策略

促成心理咨询治疗改变的方法有许多，大致上分为四类干预[①]：以促进领悟为目标的干预、治疗关系的影响、涵容、继发性策略。

（一）促进领悟的策略

传统的精神分析实践中主要倡导两种技术：自由联想和解释。自由联想提供了一种去观察咨询人谈话中正在进行防御的方法，并时不时可以看到防御背后隐藏的东西。例如咨询人随意地谈论着他的工作，处于一种自由联想的状态，直到谈及他的女老板，这时他突然转变了话题，开始讲他昨晚上做的事情。咨询治疗师观察到他防御性地躲开了女老板，一个生活中重要的人物，从而推断他的女老板引发了他的焦虑。一位女咨询人谈到她和新男友约会，在约会中她感到被羞辱。在描述这一件事的时候，她说父亲的形象突然在自己脑海里一闪而过。这也是咨询人陈述事件的时候处于一种自由联想的状态，而暴露了重要的被防御的信息。咨询治疗师意识到咨询人通过自由联想式的陈述，谈到了和男友在一起时的羞辱体验，它可能与她过去对父亲的体验有关，咨询治疗师向咨询人指出了这一点。

解释是咨询治疗性干预的主要方法，它可以针对需要、期待、恐惧、幻想、冲突、防御、情绪情感、移情以及叙述中观察到的关系模式。咨询治疗师也可以解释咨询人对某些想法和感受的回避，以及联想和感受的联系，或者还没有意识到的联想的各因素之间的联系。移情解释会将咨询人与咨询治疗师的关系、过去的关系，以及其他外在的关系

---

① 葛林·嘉宝. 长程心理动力学心理治疗：基础读本：2 版 [M]. 徐勇，任洁，吴艳茹，等译. 北京：中国轻工业出版社，2017：127-136.

联系起来。

除了自由联想和解释，从离开主体的视角，用第三者的视角去观察理解自体也有助于领悟，如咨询人从咨询治疗师的视角去理解自己幼年的母婴关系。所以，咨询治疗改变的重要途径之一，也在于咨询人不断地从咨询治疗师的视角去重新理解和改变自己发现和认识自己的能力。它可以理解为自体客体功能的改善。

（二）咨访关系的促进改善作用

总体来说，咨访关系是一种重要的促使咨询治疗改变的策略，其作用体现在许多方面。它涉及咨询人体验到一种与以前不同的关系，以及对咨询治疗师功能的内化，它包括情绪态度的内化，自我反省和共情意识策略的内化，以及反复出现移情和反移情主题的认同。具体描述如下。

第一种，当代关系取向的核心观点是，对一种好的关系的体验，是咨询治疗起作用的一个重要原因。

同时这种体验也可以从神经心理学的视角去解释。对于某种新关系的体验改变了脑神经的联系网络，它具体包括自体与客体表征，或情感状态相关的需求、期待、愿望、恐惧、动机和防御的策略的重新体验。大脑边缘系统的海马体，能够在新体验中学习新知识而让大脑获得新的领悟和理解。通过解释让咨询人获得领悟，也能够很快地使咨询人具有看待新信息的新方式，并由海马学习进行加工处理。这个处理的水平是新的、高于从前的，领悟促进了脑神经网络工作模式区域的改变。当咨询人领悟、意识到问题后，常常有一种恍然大悟的反应。

关系导致改变的第二种方式是通过内化咨询治疗师的功能实现的。例如咨询人来自咨询治疗师的照顾和关心的抚慰性的功能内摄，会帮助他们学会如何自我抚慰。它也许是咨询人通过形成对咨询治疗师的意象、表征开始的，也就是咨询人对咨询治疗师的认识，咨询人在不安时会有意识地使用咨询治疗师意象表征的功能。然后随着时间的推移，再遇到新的信息时，这个意象表征可以自动无意识地被激活。咨询人内化了咨询治疗师的功能。要说明的是，这种内化咨询治疗师功能的过程，许多改变是在有意识有计划的技术策略之外的，例如咨询治疗师一双充满泪水的眼睛，会心的笑声，或在咨询治疗结束时意味深长的一瞥，都可能会促进改变，尽管这种交流完全是自然的、自发的，不在咨询治疗师技术概念化之内的。也可以理解为咨询治疗师人格品质言行的影响结果。

还有，咨询人超我的重新内化。咨询人内化咨询治疗师非批判性的、好奇的以及探索性面对外界的态度，去对比之前自己认为是可耻的或坏的所形成的比较。这涉及了缓和咨询人高度苛刻的超我。这种内化过程可以通过咨询治疗师直接的评论产生。但咨询治疗师的言谈举止，包括姿势、语调以及其他非语言的交流同样可以间接或直接地被咨询人注意到。

（三）涵容

从咨询人的角度来说，有人倾听他们的故事，无条件地接纳他们，这也许就已经很有治疗作用了。因此在良好的心理动力学访谈中所固有的非评判性倾听，会为以后的心理咨询治疗关系及咨询治疗过程铺平道路。它也是咨询治疗发生效果策略的一部分。

（四）继发性策略对咨询治疗改变的作用

葛林·嘉宝认为，继发性策略并不一定是精神分析的，然而所有的精神分析师在每次面对咨询人时，都会使用各种干预方法去促使咨询人改变。帮助他们改变远比拘泥于一种理论更重要。

常用的继发性策略有暗示、面质、暴露、咨询治疗师的自我暴露、支持性技术等。

七、阻抗及处理

(一) 阻抗的识别与处理①

心理咨询治疗中阻抗的处理是修通的核心问题，长程咨询治疗就更是如此。涉及问题越深就越容易产生阻抗。那么首先什么是阻抗？弗洛伊德在1912年写道，“阻抗一步步地伴随着治疗个体在治疗中的每个联想，每个行为都面对着阻抗，并代表着努力康复的力量和相反力量间的妥协过程”②。最常见的阻抗形式有迟到、缺席、外归因、顺从、回避、攻击、控制话题、健忘、赘言、沉默等。阻抗可以分为多种形式。

性格型阻抗，表现在咨询过程中的付诸行动防御方式，处理自己情绪情感的方式。还有阻抗的另一种形式是“逃入健康”，表现为咨询的问题还没有被充分地探索时，他们就自己认为已经被治愈了。这种逃入健康的阻抗是为了避免咨询中触及自己的问题而诱发的痛苦的防御。现代的心理学认为，几乎任何阻碍心理咨询治疗的因素均可以称为阻抗。

咨询治疗师应该把阻抗作为认识咨询人是一个什么样人的重要信息，它是咨询人向咨询师展示自己的重要渠道。

关于阻抗的发生原因，自体心理学家科胡特对阻抗的理解与弗洛伊德完全不同。他认为治疗师如果把阻抗作为性和攻击冲动的衍生物以及

① 葛林·嘉宝. 长程心理动力学心理治疗：基础读本：2版 [M]. 徐勇，任洁，吴艳茹，等译. 北京：中国轻工业出版社，2017：141-163.

② 葛林·嘉宝. 长程心理动力学心理治疗：基础读本：2版 [M]. 徐勇，任洁，吴艳茹，等译. 北京：中国轻工业出版社，2017：141-163.

对他的防御就会有误导。所以自体心理学家不是去解释或面质阻抗和防御，而是认为阻抗的行为是因为心理的生存危机，也就是说咨询人试图保护自己仅有的核心自体的自尊需要，而出现的阻抗和防御。所以自体心理学主张对于咨询人的阻抗防御应该给予共情和尊重，而不是试图去挑战他们的阻抗和防御。

咨询治疗师应该理解，咨询人做心理咨询治疗的方式一定是他自己需要的方式，而不是我们认为他应该使用的方式。所以，咨询治疗师应该深入到阻抗的理解中，而不是期待把它清除掉。要善于引导病人对阻抗感到好奇，双方一起仔细地去探索究竟是什么阻碍了咨询治疗的进行。

常常在治疗中遇到阻抗时，咨询治疗师不是强制性地要坚持让咨询人说出自己保留或抑制的东西，受过训练的咨询治疗师会静静地坐一会儿，看病人是否愿意继续讲下去。

咨询治疗师必须学会对阻抗的接纳、对它感到舒服。它是我们所期望的具有意义的，是需要被共情理解的，而不是通过命令清除掉的。比如沉默有很多意义，而只有随着时间的推移，沉默的阻抗的意义才逐渐变得清晰。

阻抗产生的原因可以总结为：

（1）对成长痛苦的阻抗；

（2）心理机能失调性的阻抗；

（3）心理动机性的阻抗；

第一个：对成长必然带来痛苦的阻抗。例如，人际关系问题的咨询，咨询人会感觉到如果自己真的成长了，他以前在人际关系中遇到的问题、麻烦、痛苦就必须要去面对。这是让他恐惧的，所以阻抗。

第二个：机能失调性的阻抗。机能失调性就是功能性的失调，这种失调具有功能，如，因为机能失调而咨询，并在这个过程中获益。还有掩盖深层问题等。例如咨询人的抑郁情绪是自我失败认同的表现。如果不用抑郁情绪来转移自我认同的失败感，就要面对自我认同的实质，这会带来更大的恐惧，所以会阻抗。同时咨询人在这种机能的失调抑郁状态的被关爱、呵护、满足、减压都会让咨询人从中获益而产生改变的阻抗。

第三个：对咨询的动机性阻抗。例如咨询只是为了证明父母对自己养育的失败或声讨他们（外归因型阻抗），或者想在咨询中战胜咨询治疗师获得自尊。

（二）应对阻抗的方法

（1）要及时准确地发现、洞察分析评估阻抗和其原因。

（2）用共情、接纳、涵容的咨询态度建立好治疗同盟，降低咨询焦虑，等待时机。

（3）用真诚的态度选择适当的时机讨论阻抗。合适的时机指的是这个讨论不会引起咨询人自尊的受损而导致更大的阻抗。

（4）用概念化技术诠释阻抗。提倡使用积极赋意的理念。

（5）用支持技术提升自我效能感降低阻抗。

（6）修复建立现实安全依恋，降低阻抗。

（7）引导咨询人使用健康的防御机制提升自我功能，从而降低阻抗。

八、移情与反移情处理

移情是指当童年关系模式在当前与咨询治疗师的关系中得到重复时，可以观察到移情的出现，它是心理动力学的核心概念。它是过去的一个人物的特征被赋予到咨询治疗师身上，并在咨访关系中被体验到。

移情的出现为咨询治疗师提供了一个重要的、观察咨询人深层心理的机会。

反移情：现代心理学界普遍的反移情观点是把咨询治疗师对咨询人所有的移情的反应都看作反移情。同时，多数理论家都把反移情看成是咨访双方在咨询治疗师身上共同引起的反应。换句话说，咨询治疗师对咨询人有些反应是建立在他过去自己的关系基础上，又把它们带入了当前的咨询治疗情景中。例如咨询治疗师做了关于咨询人的梦，就是一种反移情的迹象。他可能会梦见自己对咨询人发了火，或者上了床。但是在意识层面对咨询人并没有任何愤怒或性的感受。所以开始反移情主要是潜意识的。不管怎样，一旦反移情在治疗室进入意识层面时，在咨询治疗师的专业素养应对反应中，包容过程就开始了。

咨询治疗师的反移情的幻想有各种各样的，如拯救幻想：咨询治疗师期待拯救咨询人的愿望普遍存在。还有感觉乏味或打瞌睡，有些咨询人会引起咨询治疗师感觉乏味和瞌睡的反移情。咨询治疗师用一种不带批判性的方式来与咨询人探讨自己的反移情感觉，会对它隐藏的含义有所启发。为什么这个咨询人会在那个特定的时间让人感觉到乏味？为什么会对咨询人产生性爱的感受？这是一件让咨询治疗师非常困惑的事情。还有无能感的反移情，有时候咨询治疗师觉得他好像没办法继续以一个咨询治疗师的方式来思考，或者没有办法再执行一个专业的角色的功能。绝大多数咨询师都有过这样的体验。

如何处理移情与反移情？

（1）首先要识别出来咨询人的移情，以及咨询治疗师自我反移情的出现。

（2）要能够承受反移情。咨询人会在移情与反移情中期待摧毁治疗师，治疗师也必须要能从咨询人的打击中挺过来，然后咨询人才能真正地信任治疗师接受他们的帮助。从这个角度说，咨询治疗师忍耐力以及承受力是让咨询人产生治疗性改变的一个重要因素。所以在移情一开始的时候，咨询治疗师不需要做任何事，只需要坐在那里带着感觉听，包容他们，并理解他们，通过这个过程去强有力的影响咨询人。当咨询人观察到他们的咨询治疗师承受了他们以前认为无法承受的感觉时，一个突变的过程就可能发生。当他们再次内摄这些感受和表征时，他们就能够重新拥有他们新的客体和自体表征，既修改过的客体和自体表征。这意味着自我认同的改变和提升，人格稳定性和应激反应能力的提高。它是人格中最重要的核心特征之一。

（3）运用反移情的解释促进咨询人的自我理解。另一种处理移情反移情的方式，是通过反移情，对咨询人内心进行解释，来重新建构他们的内心世界。

但是要注意，对移情反移情的解释要慎重地选择好时机。移情与反移情解释可能是一把“双刃剑”，咨询治疗师常常直接给予咨询人解释，并可能会把原因都归咎于他们身上，期待来解除那些不愉快的感觉。但是当他们对咨询治疗师的移情是非常强烈的负性移情的时候，比如愤怒、仇恨、嫉妒或蔑视，给予解释会让咨询人更加认为咨询治疗师是攻击者或迫害者，认为他们试图通过将自己的负性情绪强加给咨询人，使之受害。这样的反移情解释对咨询治疗的效果就会是负性的。治疗师需要将源自反移情感觉的解释延迟给予咨询人，直到咨询人有能力运用这些解释。这常常意味着他们能在咨询治疗师身上认识到自己的问题。咨询治疗师应该把自己调整到运用解释的最佳状态。解释的时机在很大程度上依赖于治疗设置与治疗的时间选择。通常当解释工作被推迟到下一次治疗时，咨询治疗师和咨询人双方都已经冷静下来，此时进入治疗性的空间的能力得以恢复。咨询治疗师和咨询人都经历了对对方的强烈感觉，然后双方之间的气氛更有助于咨询人认识到他们投射给咨询治疗师的某些东西可能是不恰当的。用一句谚语来理解解释的原则，这个原则是“趁冷打铁”延后的原则。

（4）自我暴露的谨慎运用。在恰当的时候将咨询治疗师对咨询人的反移情感受谨慎地披露出来会具有治疗作用。一种特定的方式的自我暴露，包括咨询治疗师告诉咨询人，在此时此地治疗情形中所产生的感觉，对帮助咨询人认识理解他们在生活中是如何对他人产生影响会非常有帮助。但自我暴露必须谨慎地运用，特别是当咨询治疗师只是单纯地想教育咨询人，或者试图让他们感觉到有负罪感时。

注意，当咨询治疗师决定把所有的，自己对咨询人的反移情感受告诉他时，必须先审视自己的动机。

移情反移情重现与投射性认同这两个术语已经成为精神分析、动力学咨询治疗师的日常用语。两者在咨询治疗性两元关系中有着相似的过程。投射性认同是从克莱因的客体关系理论中衍生出来的。而移情反移情重现是从美国自我心理学家的工作中发展出来的。它们描述了咨询人如何通过微妙的人际压力使咨询治疗师变得更加接近咨询人的内在表征，从而更好更深地理解咨询人。同时咨询治疗师可以运用多种不同的技术来处理反移情，包括承受反移情，运用反移情，促进解释性理解，以及谨慎地运用自我披露等。

九、修通与僵局①

修通是对咨访关系内的和外面的，一生中重复的模式进行系统的解

① 葛林·嘉宝. 长程心理动力学心理治疗：基础读本：2版［M］. 徐勇，任洁，吴艳茹，等译. 北京：中国轻工业出版社，2017：183-208.

释、观察、对质和澄清。这个过程包括帮助他们不断地去提高心智化，看到自己对自己表征的认同和对他人表征的认同常常是存在误区的。修通中有时候会陷入困境、僵局，这些僵局需要对被卡住的移情和反移情部分仔细检查。一些僵局也可能反映了负性治疗反应的现象：咨询治疗师帮助咨询人的努力，却引起了咨询人病情的恶化。

修通就涉及修通和准备结束咨询治疗的标准，它们应该是修通和准备结束治疗的关键因素，是咨询人已经感到他自己是生活的执行者或创始者，也就是主宰者，他们能够自主、稳定地去应对环境了。

那么如何选择咨询治疗中修通的切入点？紧跟情感状态是最好的选择。即最有用的策略是密切紧跟咨询人的情感状态，尝试促进他的情感表达，同时促进情感体验。情感表达的情形与他们在咨询治疗过程中的改善有关。例如，一个高中生在学习的压力中焦虑抑郁了，这些焦虑抑郁情绪是关注的核心。如果经过咨询治疗，又经过有压力的各种考试，他能够正常地应对了，没有了严重的焦虑抑郁情绪，这时候咨询治疗应该可以进入结束阶段了。这就是关注情感表达这个核心表征。

修通是精神分析的核心工作。那么什么是修通？弗洛伊德认为，修通是一个过程，它最终会创造出通向自然终止治疗过程的改变。在他的脑海里似乎有一种过程，特征性的防御过程和内部客体关系在不同情境中不断出现，并被重复地解释、观察、对质和澄清，直到咨询人放弃对分析师解释的理解的阻抗。所以，从经典和自我心理学派视角来看，阻抗又被认为是修通过程中的核心工作对象。

从客体关系和依恋理论的视角看，修通是把咨询治疗师作为新的客体，通过修通与咨询治疗师的关系，去改变咨询人旧的客体关系模式，这是治疗的核心。此外，修通也包括识别咨询人与咨询治疗师的关系，如何反映了咨询人幼年的关系以及当下的关系。对他们的客体关系模式进行对质和澄清的过程中，咨询治疗师与咨询人一起探索其过去不良的关系体验和对坏客体的顽固依恋。所以在客体关系学派看来，如何修通关系问题是核心工作。

在修通过程中，咨询人获得内心平衡的一部分原因，是在新的依恋关系中建立的新的安全感，这种安全感会让咨询人以新的方式来看待事物，并能够去面对应激。

在对咨询人独特的客体关系模式进行对质和澄清的过程中，咨询治疗师与咨询人一起探索其过去的不良体验和坏客体的顽固依恋。如为什么有的女性重复选择浪漫的、不诚实的、不可靠的、让她伤心的男性伴侣？咨询治疗的过程中会出现多种解释。如依附于坏的客体，可能是可以预测的、熟悉的。一个熟悉的魔鬼总好过不熟悉的魔鬼，有一个坏的客体总比什么都没有好。还有，咨询人在咨询治疗外沉迷于自我挫败的关系。这种关系需要不断重复地对质和解释，直到最终咨询人终于认识到必须自己找到拯救之道。

咨询人在咨询治疗中常常存在不切实际的幻想，而这种幻想很难破灭，所以许多困难的修通过程，涉及帮助咨询人哀悼所失去的、不现实的梦想和幻想。因为它们阻碍了自己成长成熟的道路。同时咨询人可能会强烈地抗拒放弃这些幻想，会为了捍卫他对事物的看法而与咨询治疗师斗争。

从精神分析主体间性理论视角看，随着修通过程的展开，咨询人也内化了某种咨询治疗师所示范的看待咨询人和他内心世界的方式，因此接受咨询治疗师的思维方式是修通的一部分。

要注意的是，咨询人是不会仅因为咨询治疗师表现得像个好客体就获得好转。而关键是他们要与咨询治疗师重复某些复杂的、困扰他们终生的关系模式。从神经心理学视角看，这一过程中会涉及适应不良的自体和客体表征的旧的神经网络的逐渐减弱，而一种新的建立关系的方式的神经网络在加强。如同他们的防御是一生中发展出来的，代表了新的客体关系的新的神经网络也是如此，只有时间才有可能让这些结构做出持久的改变。

咨询人与咨询治疗师关系的破裂或单方结束治疗，咨询治疗师需要的是继续对破裂关系的修复，它常常是与咨询治疗师的关联性修通的表现形式。这些关系破裂可能表现为咨询人与咨询治疗师合作过程中的关系紧张，沟通交流恶化或治疗关系全面恶化。它可能反映了咨询治疗师无意间给咨询人造成的自恋性伤害，让他们在咨询治疗师这里再次经历到自己过去关键性人物的负性体验，从而对咨询治疗师感到厌烦，或感到自己被误解。对关系破裂最好的处理方式是咨询治疗师通过暗示，告诉咨询人咨询治疗过程是双向的，自己也许因为没有意识到或误解而导致了这种困难的局面，这时候应该系统地探索是什么导致了关系的破裂，如何修复它，以及它对咨询人的成长有什么意义。

综上所述，咨询治疗师的功能确实是作为被咨询人内化的新的客体，然而他们也被咨询人吸引着去扮演他们过去经历中有问题的人物。咨询治疗师的任务之一，就是帮助咨询人看到他们自己如何在此时此地进行与咨询治疗师移情与反移情的互动，是如何在咨询治疗这个实验室里再现了客体关系的冲突性模式。

从心智化理论的视角来看，修通的过程中，所采用的技术主要是激起咨询人的好奇心，鼓励他们对其内在所发生的内容感到好奇，提升自省能力。与之类似，在与他人的互动中，了解他们对他人的所思所想有哪些。逐步建立一种觉察共情理解他人的能力。当咨询人开始认识自己时，他们会认识到他人和咨询治疗师也是独立的主体，并能够尊重咨询治疗师内部世界与他自己的内部世界是不同的这一现实。这个成长的改变同样可以扩展到其他的客体关系中。总之，心智化是自省的能力和觉察他人情绪能力的改善。

因此修通的过程是咨询治疗师从外在的角度去逐步提供解释，观察和分析咨询人熟悉的潜意识生活的过程。只有不断地重复这种诠释，他们才能把潜意识的内容中来自第三人称的观点作为他自己第一人称的观点逐步内化。

长程心理动力学的修通定义为“通过反复地、耐心地、看上去似乎无休止的一系列重复交换，联合和变化的分析阻抗”①。咨询中也要让咨询人认识到，修通这些阻抗的部分工作，是要让他们认识到阻抗或防御是他们自己的创造和责任，因此修通和准备结束治疗的关键因素，应该是咨询人感到他自己是生活的执行者和创造者。

关于修通过程中的僵局。有时候咨询治疗会陷入僵局，咨询治疗师已经给出了解释、面质了阻抗，咨询人也被共情。来自咨询治疗师角度的观察也分享给了咨询人，但整个心理咨询治疗似乎被阻塞了。咨询人似乎不能有效地运用内省力使其行为改变。咨询治疗师可能感到气馁，甚至想放弃治疗。这种僵局的出现，可能常常揭示着需要检验移情反移情这个核心的工作内容，特别是其中咨询治疗师的反移情。同时，咨询治疗师也不应该期望心理咨询治疗都会顺利地进行。咨询治疗生活的艺术更像是搏斗，而不是跳舞。陷入僵局的危机，正是探究是否咨询人的移情和治疗师的反移情，再现了咨询人过去最强有力的、被顽固防御的内部客体关系。如果可以和咨询人开放地讨论这一点，也许咨询治疗才可能获得进展。它本质上是疏通阻抗。

关于咨询治疗的症状恶化。弗洛伊德曾最先发现了这种反应，他发

① 葛林·嘉宝. 长程心理动力学心理治疗：基础读本：2版［M］. 徐勇，任洁，吴艳茹，武春燕，译. 北京：中国轻工业出版社，2017：39-28.

现有些咨询人对咨询治疗师准确洞察的反应是症状的恶化。现代心理学界对负性治疗反应的定义，是那些面对咨询治疗师的帮助时症状恶化的情形。要知道产生负性治疗反应的原因很多，要仔细分析评估每一个案例的潜在动机。例如在移情中咨询人把咨询治疗师视为父母，他期待从击败他们的努力中获得巨大满足，从而完成复仇的幻想。从这个角度讲，咨询效果的失败就等于攻击父母复仇成功。因为他成功地挫败了父母的期望。也有的咨询人会延迟自己的症状改善。直到咨询治疗结束后才会体现出效果。他们不想让咨询治疗师对治疗中出现的任何改善感到兴奋。这样咨询人会有一种秘密的胜利感，并从中获得愉悦感，从而满足了自己的自恋。

需要特别指出的是，支持性技术对心理咨询所产生的作用，上文在梅宁格的研究中已经描述过了。当使用支持性技术的时候，并未揭露分析咨询人的内心状态而产生了相同的咨询治疗修通效果。笔者认为这可以理解为咨询人自我领悟和内心对细节整合工作的结果。根据葛林·嘉宝和奥托·科恩伯格的描述，支持性的策略主要包括鼓励、赞美、发现优点长处成功体验、提建议、教方法、引导防御机制的适应性提高、帮助提升现实检验力及困境处理能力、挖掘潜力等。

十、结束咨询治疗①

葛林·嘉宝对结束咨询治疗的描述是：开始时制定的目标已经实现；咨询人内心改变已经转变为生活的改变；对咨询治疗师的移情感受已经得到处理；双方同意用一定的时间作为咨询治疗的结束期已到。

---

① 葛林·嘉宝. 长程心理动力学心理治疗：基础读本：2版［M］. 徐勇，任洁，吴艳茹，等译. 北京：中国轻工业出版社，2017：213-225.

临床实践中，咨询治疗的结束是多种多样的，如：①基于目标的实现，咨询人和咨询治疗师达成一致；②事先计划好的基于咨询治疗次数的结束；③因为咨询治疗师和咨询人的变化，如迁移被迫结束；④由于咨询人的支付能力被迫结束；⑤咨询人感到继续咨询治疗无价值而单方面结束；⑥咨询治疗师感到继续咨询治疗无价值而单方面结束或转介；⑦试图结束咨询治疗不成功，导致咨询治疗性“无期徒刑犯”状态；⑧作为咨询治疗策略终点设置的完成。

常常临床实践中的结束都不是真的结束，因为有大量的咨询人结束后回来继续接受咨询治疗。贝克（Beck）1987 年的研究显示，社区精神卫生中心中只有不到 20%的咨询人，真正的有双方协商咨询治疗的结束过程。

心理咨询治疗的结束，首先是要评估是否准备好了要结束。这个评估关键在于，咨询治疗师要评估咨询人是否已经充分地内化了心理咨询治疗的过程，以至于能独立地运用咨询治疗师的思考和处理情感的方式。不管内在的变化有多大，咨询人生活环境中的外部功能，应该是咨询治疗成功的重要指标，也就是能够正常地适应社会环境了。

即使是咨询治疗已经达到了自然结束的状态，咨询人必须对随时可以获得咨询治疗师的幻想进行自省和哀悼。他们也必须要面对咨访关系最终是暂时的现实。他们过去的被抛弃感或关系中断的记忆，可能会因为现实的结束咨询治疗而浮现出来，咨询人应该有能力去觉察检验它们。在结束咨询治疗的时候症状的反复，也可能是对丧失咨询治疗师的抗议，可以对其进行讨论。

在美国大多数州里，如果咨询治疗师已经仔细地评估了关于咨询人的自杀倾向和对他人的危险，停止咨询治疗是完全合法的。咨询治疗师应该用书面通知的形式告知咨询人和被咨询设置容许的亲属。

关于结束的专业伦理设置问题，比如咨询人送给咨询治疗师的礼物，拥抱的请求等，大多数咨询治疗师会简单地接受拥抱并祝福咨询人。对于不能接受的礼物和有性爱移情的咨询人，咨询治疗师可以通过提前充分地讨论其中的意义从而解决。

当双方已经相互约定了结束咨询治疗，关于未来继续咨询治疗的可能性，咨询治疗师可以告诉咨询人：大门是永远敞开的！

参考文献

[1] 车文博，郭本禹，常若松. 弗洛伊德主义新论：第一卷［M］. 上海：上海教育出版社，2018.

[2] C. S. 霍尔. 弗洛伊德心理学入门［M］. 陈维正，译. 北京：商务印书馆，1985.

[3] 熊哲宏. 弗洛伊德心理学入门：修订升级版［M］. 北京：中国法制出版社，2019.

[4] 卡伦·霍妮. 我们时代的神经症人格［M］. 杨柳桦樱，译. 北京：台海出版社，2016.

[5] 卡伦·霍妮. 神经症与人的成长［M］. 邹一祎，译. 北京：台海出版社，2018.

[6] 卡伦·霍妮. 我们内心的冲突［M］. 王作虹，译. 南京：译林出版社，2016.

[7] 卡伦·霍妮. 精神分析新方向［M］. 梅娟，译. 南京：译林出版社，2016.

[8] 彼得·福纳吉. 依恋理论与精神分析［M］. 石孟磊，译. 北京：世界图书出版公司，2018.

[9] 迈克尔·圣·克莱尔. 现代精神分析“圣经”——客体关系与自

体心理学［M］. 贾晓明，苏晓波，译. 北京：中国轻工业出版社，2002.

［10］海因茨·科胡特. 自体的重建［M］. 许豪冲，译. 北京：世界图书出版公司，2013.

［11］彼得·莱塞姆. 自体心理学导论［M］. 王静华，译. 北京：中国轻工业出版社，2018.

［12］彼得·博斯克，阿曼达·科特勒. 当代字体心理学——多样性的新发展［M］. 王静华，郑艳，译. 北京：中国轻工业出版社，2019.

［13］蔡飞. 自身心理学：科赫特研究［M］. 福州：福建教育出版社，2007.

［14］博斯克，等. 主体间性心理治疗［M］. 尹肖雯，译. 北京：中国轻工业出版社，2013.

［15］岳晓东. 心理咨询基本功技术［M］. 北京：清华大学出版社，2015.

［16］施琪嘉. 创伤心理学［M］. 北京：中国医药科技出版社，2006.

［17］许燕. 人格心理学［M］. 北京：北京师范大学出版社，2009.

［18］杰罗姆·布莱克曼. 心理障碍的诊断与治疗选择［M］. 赵丞智，张真，译. 北京：北京首都师范大学出版社，2017.

［19］美国精神医学学会. 理解 DSM-5 精神障碍［M］. 夏雅俐，张道龙，译. 北京：北京大学医学出版社，2016.

［20］南希·麦克威廉姆斯. 精神分析诊断：理解人格结构［M］. 鲁小华，郑诚，等译. 北京：中国轻工业出版社，2016.

［21］南希·麦克威廉姆斯. 精神分析案例解析［M］. 鲁小华，郑诚，等译. 北京：中国轻工业出版社，2016.

[22] 葛林·嘉宝. 长程心理动力学心理治疗：基础读本：2版［M］. 徐勇，任洁，吴艳茹，武春燕，译. 北京：中国轻工业出版社，2017.

[23] 伊芙·卡丽格，奥托·F. 科恩伯格，约翰·F. 克拉金，等. 人格病症的心理动力学疗法［M］. 钱秭澍，卢璐，译. 北京：人民邮电出版社，2019.

[24] 约翰·F. 克拉金，等. 边缘人格障碍的移情焦点治疗［M］. 许维素，译，北京：中国轻工业出版社，2012.

[25] 伊芙·卡利格，奥托·F. 科恩伯格，约翰·F. 克拉金，弗兰克·F. 约曼斯. 人格病理的精神动力性治疗［M］. 仇剑鋆，蒋文晖，王媛，王兰兰，译. 北京：化学工业出版社，2021.

结束语

在书的反复审校过程中，我产生了一个想法，应该把这本书的写作动机等告诉大家，以便于大家更好地理解精神分析快速疗法。于是我总结了以下几条。

一、此书是写如何运用心理学、精神分析的经典理论做短平快心理咨询的总结。它只是笔者个人的专业经验方法总结，不需要有理想化的期待。

二、书中二十个精华理论点的阐述，比较多地摘取引用了经典专业书籍及文章。目的是作为工具书，读者在引用的时候更具权威性，以及需要更进一步深入学习的时候，可以根据注释索引去选择相关书籍。

三、自己的陈述诠释表达中有些口语化，主要是源于自己的咨询讲课经验形成的风格。

四、书中的观点多有重复，可能是一种认同，是由于自己在三遍精读科胡特的《自体的重建》时，认同了科胡特的风格。想像他一样，反复地证明和强化自己想表达的内容。

五、因为个人的水平所限，书中一定会有很多问题。但它如果能够对精神分析的主流学派精华理论进行整合以及整体性地在短平快应用中起到抛砖引玉的作用，我就深感与有荣焉了！也期待着同道们专业的指导意见。

谢谢！

李建平

2022 年 10 月 16 号于北戴河